Heilen mit heimischen Steinen

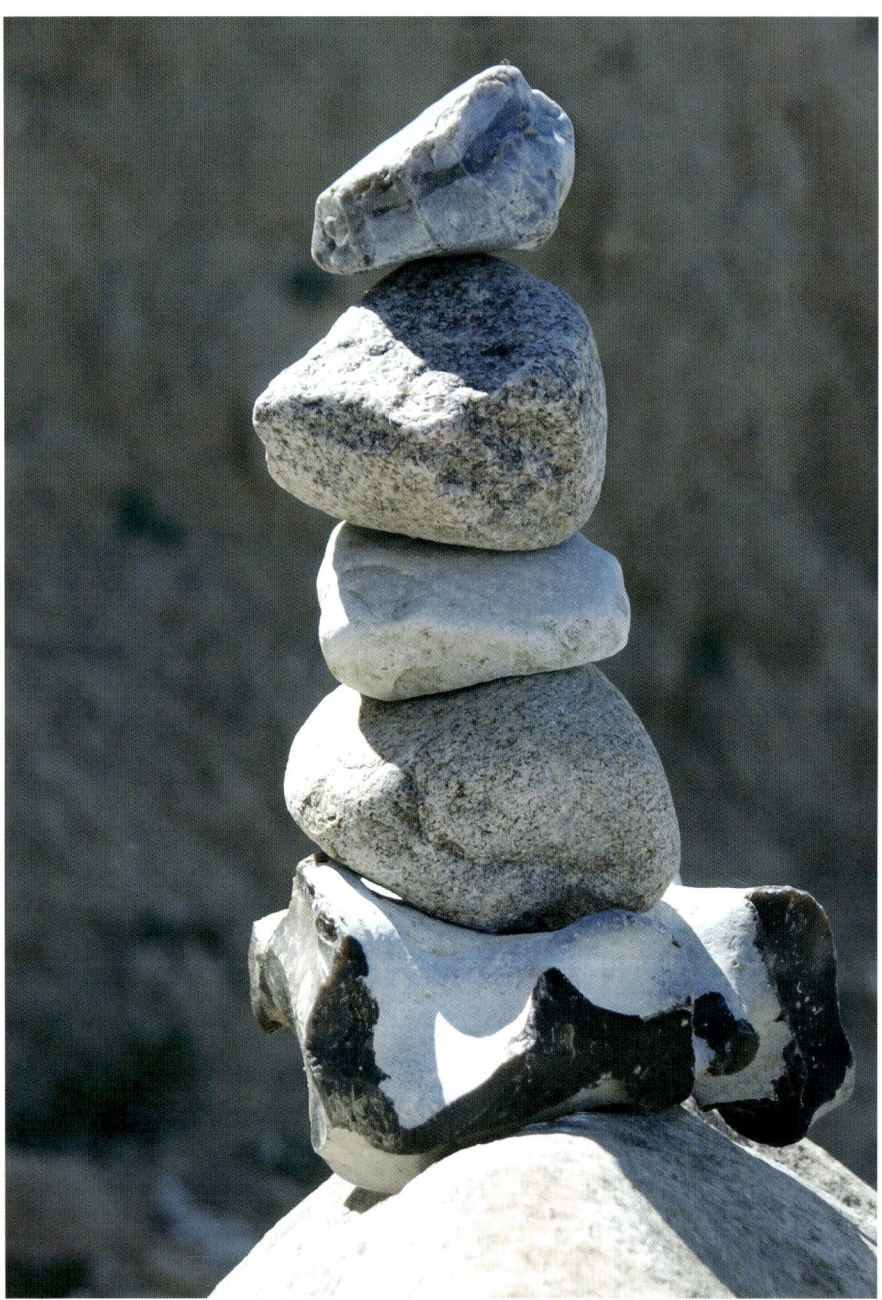

Horst-Dieter Landeck
Marion Tuchel

Heilen
mit heimischen
Steinen

Das Praxisbuch

BOYENS

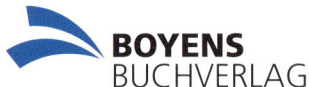

ISBN 978-3-8042-1307-4

© 2010 by Boyens Medien GmbH & Co. KG, Heide
Alle Rechte vorbehalten
Text: Marion Tuchel, Horst-Dieter Landeck
Fotos und Gestaltung: Horst-Dieter Landeck
Herstellung: Boyens Buchverlag
Druck: Boyens Offset, Heide
Printed in Germany

Inhalt

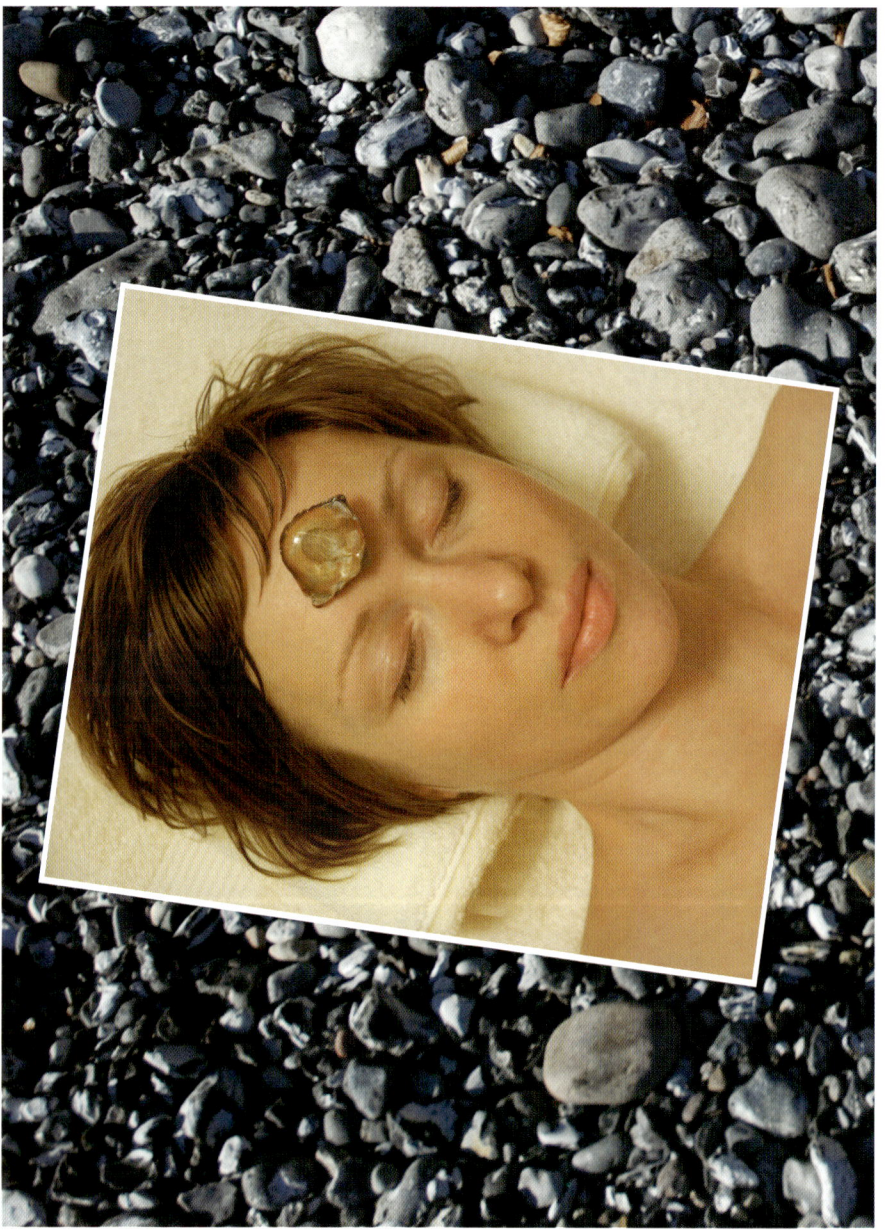

Inhalt

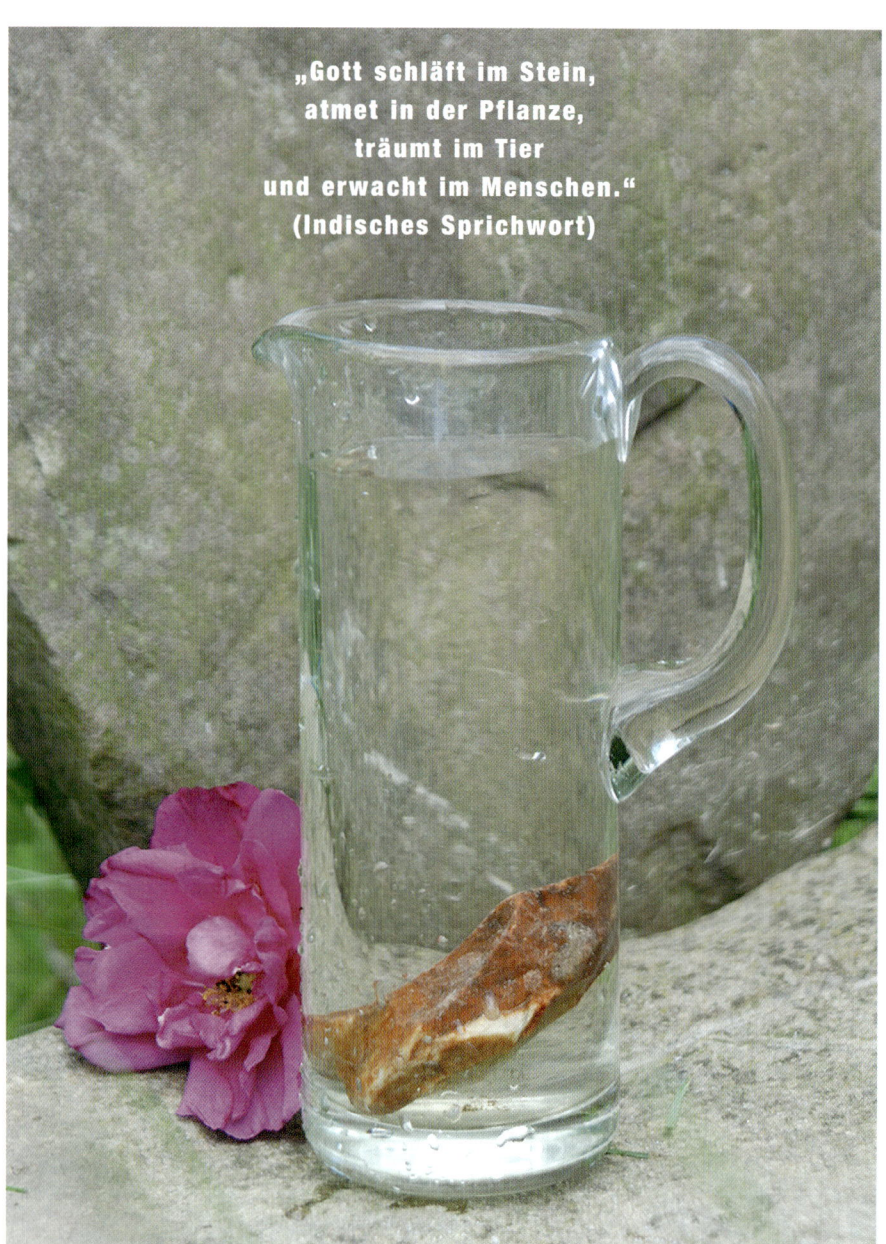

„Gott schläft im Stein,
atmet in der Pflanze,
träumt im Tier
und erwacht im Menschen."
(Indisches Sprichwort)

Vorwort

In unserem Buch *Heilsteine vom Ost-seestrand* haben wir fünfzig Strand-steine mit ihren Heilwirkungen auf kör-perlicher und psychischer Ebene beschrieben. Mit der vorliegenden Ver-öffentlichung möchten wir den Lesern vor allem zahlreiche Anwendungs-möglichkeiten für ausgewählte Steine vorstellen, die am Strand, auf der Geest oder in der Heide vorkommen. Da sind zum Beispiel das Auflegen der Steine, ihre Nutzung zur Bereitung von Stein- oder Badewasser, zur Anreiche-rung von Ölen bis hin zu den unter-schiedlichsten Massagetechniken.

Auch welcher Stein zu welchem Tier-kreiszeichen passt, können Sie in die-sem Buch erfahren.

Die ältesten Berichte über die Verwen-dung von Steinen zu Heilzwecken sind 6000 Jahre alt und stammen von den Sumerern. Die alten Babylonier, Assy-rer, Chinesen und Inder setzten Heil-steine, Tinkturen, Elixiere und Salben aus Edelsteinen zu Heilzwecken ein. Auch die antiken Ägypter, Griechen und Römer brachten die heilende Kraft der Edelsteine und Kristalle in Verbin-dung mit Gesundheit, Schönheit, Liebe, Reichtum und Schutz vor bösen Mächten.

Marbod, Bischof von Rennes be-schreibt um 1100 n. Chr. in seinem Werk „Lapidarius" die positiven und negativen Wirkungen von sechzig Edelsteinen. Etwa fünfzig Jahre später erschien das Werk „Physika" von Hil-degard von Bingen. Sie beschreibt darin die „göttlichen Heilwirkungen" von zwölf Steinen.

Auch in der heutigen Zeit und beson-ders in den letzten zwei Jahrzehnten ist die Heilkunde von Edelsteinen wie-der verstärkt ins Bewusstsein der Menschen gerückt.

Was haben aber „gewöhnliche" Steine vom Strand, von der Geest oder aus der Heide mit Edelsteinen zu tun und können diese Steine überhaupt eine Heilwirkung auf uns ausüben?

Alles Leben ist Schwingung, auch Steine schwingen. Dabei hat jede Kris-tallart, jedes Mineral eine eigene, ganz spezifische Schwingung, die sehr fein und klar ist, aber von den meisten Menschen nicht wahrgenommen wird. Sie tritt in Resonanz mit den elektro-magnetischen Kräften in unserem Kör-per und kann dabei die Selbsthei-lungskräfte stärken oder überhaupt erst aktivieren. An den Stränden der Nord- und Ostsee sowie in der Heide sind zahlreiche Heilsteine zu finden, in denen Mineralien vorkommen (oder die ganz aus ihnen bestehen), die schon aus der Steinheilkunde bekannt sind. Dazu gehören unter anderem Hornblende, Olivin, jaspisartige Flinte, Korallenkalke, Milchopale, weiße und farbige Quarze, Unakite und Metamor-phite mit dunkelroten Granatkristallen.

Ein Index der Heilsteine mit ihrem jeweiligen Wirkungsbereich erleichtert die richtige Wahl des Steines und des-sen Anwendung.

Lava am Strand – Opale in der Heide

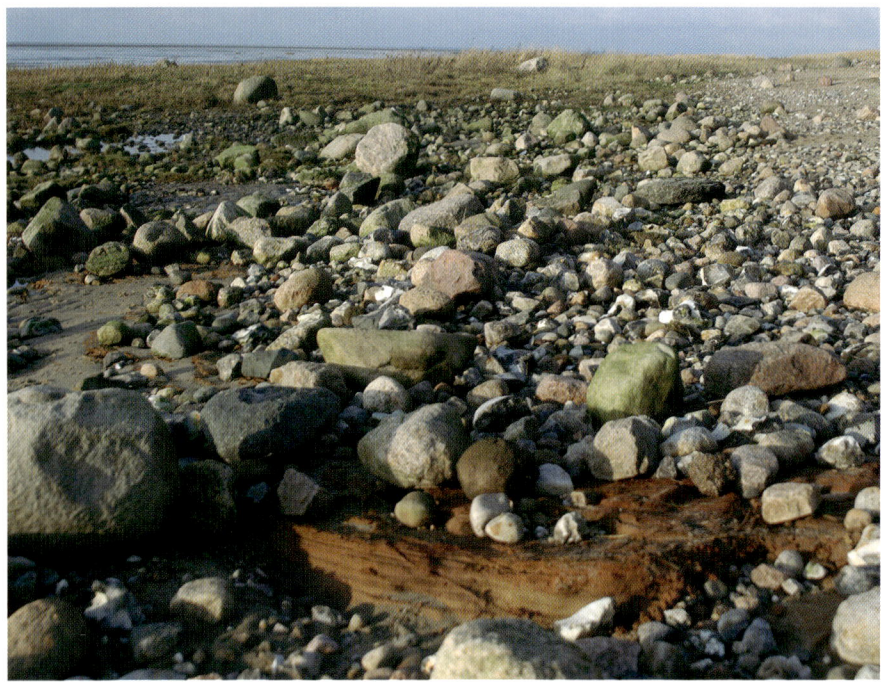

Wohl kaum irgendwo auf der Welt lassen sich so viele unterschiedliche Gesteine auf so kleinem Raum finden wie an unseren Stränden, auf den Feldern und in der Heide. Eine faszinierende Vielfalt von schwarzen Basalten, roten Porphyren, bunten Graniten und gestreiften Sandsteinen liegt zwischen unzähligen schwarzen, grauen, weißen und bernsteinfarbenen Feuersteinen. Doch wo kommen die Steine her, die wir am Strand, in der Heide oder auf den Feldern finden.

In Erzählungen und Legenden sollen Riesen oder gar der Teufel persönlich die tonnenschweren Steine auf das Land geschleudert haben.

So mystisch diese Legenden auch klingen mögen, es waren keine Riesen sondern riesenhafte Gletscher, welche die Steine aus dem skandinavischen Raum zu uns transportierten.

In den letzten beiden Eiszeiten vor etwa 110.000 Jahren (Saale-Eiszeit) und vor 12.000 Jahren (Weichsel-Eiszeit) wuchsen die Gletscher in

Skandinavien und im Baltischen Raum bis zu einer Höhe von 3000 Metern. Ein gewaltiger Druck von über 2500 Tonnen/m² lastete auf dem Fuß der Gletscher und schob die Gletscherzungen über die Tiefebene der Nord- und Ostsee bis an die norddeutschen Mittelgebirge, ins Rheinland und bis nach Holland. Über Norddeutschland hatten die Gletscher noch immer eine Höhe von bis zu 300 Metern.

Die letzte Eiszeit (Weichsel-Eiszeit) schob in ihren Gletscherzungen gewaltige Lehm- und Sandmassen mit unzähligen eingelagerten Steinen bis zum Geestrücken Schleswig-Holsteins und in die Norddeutsche Tiefebene. An ihren Ausläufern lagerten sich Moränen aus Lehm, Sand und Steinen ab. An den Steilküsten kann man noch heute gut erkennen, wie die Steinfracht, in Sand und Lehm gebettet, nach Norddeutschland gelangte.

Auf ihrem Weg von Skandinavien zu unseren Küsten wurden die Felsen geschliffen und abgerundet, einige Sandsteine wieder zu Sand zermahlen und an großen Findlingen hat der Transportweg teilweise tiefe Rillen hinterlassen.

An den Stränden, auf der Geest und in der Heide liegen heute Gesteine aus dem Oslo-Gebiet, aus Südschweden, Småland und den Åland-Inseln nebeneinander. Trotzdem sind die Steine nicht gleichmäßig verteilt. An bestimmten Strandabschnitten lassen sich einzelne Arten von Steinen häufig finden, wie z. B. Rhombenporphyre am Skagerrak, Limonite auf Sylt oder weiße Flinte (Milchopale) in der Heide, während wir an einem anderen Ort lange danach suchen müssen.

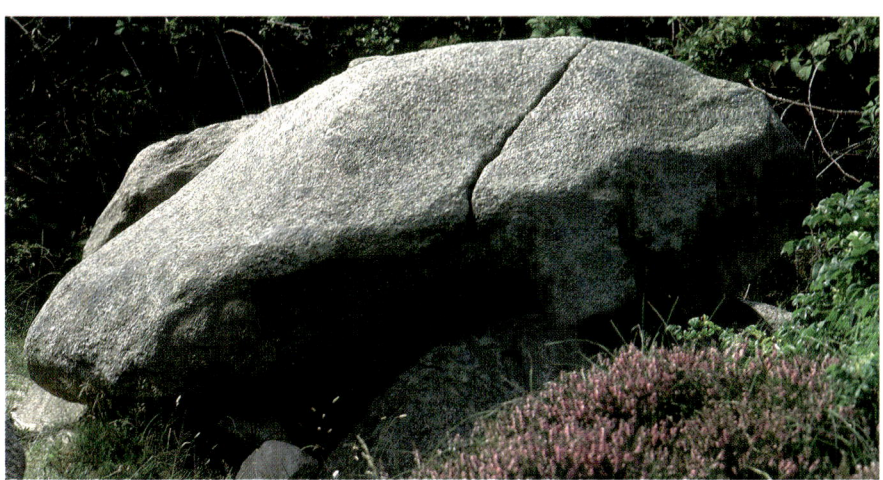

Geologisch werden drei Arten der Gesteinsbildung unterschieden: Entstehung durch *Vulkanismus*, durch *Sedimentation* oder durch *Metamorphose*. Auf die Entstehung des Flintgesteins wird getrennt eingegangen, da er geologisch bei den Sedimenten eine Sonderstellung einnimmt.

Magmatite

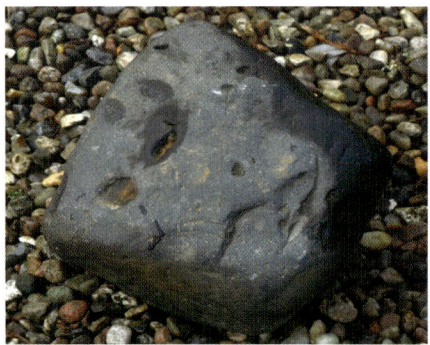

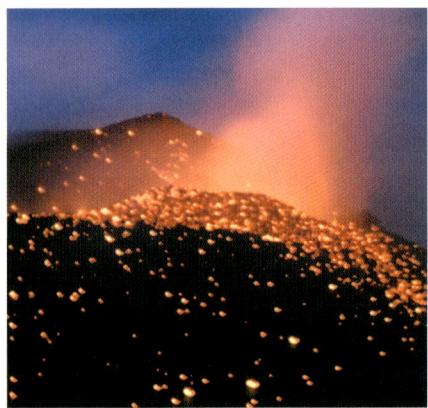

Vor 400 Millionen Jahren entstand das Faltengebirge in Skandinavien und noch vor 65 Millionen Jahren brodelten in Skandinavien unzählige Vulkane. Vulkane sind die Geburtsstätten aller magmatischen Gesteine. Dabei wird zwischen zwei Gesteinsgruppen unterschieden:
Vulkanite, sie kühlen an der Erdoberfläche ab, wie etwa der Basalt oder der Porphyr.

Plutonite: Bei ihnen erstarrt die Gesteinsschmelze im Erdinnern, z. B. Granit, Pegmatit oder Gabbro.
Während die Lava an der Erdoberfläche schnell abkühlt, dauert die Abkühlungsperiode in der Erde wesentlich länger, bis zu einem Grad in 1000 Jahren. Je langsamer die Gesteinsmasse abkühlt, je mehr Zeit bleibt den Kristallen für Entstehung und Wachstum. Deshalb finden wir im Basalt keine sichtbare kristalline Struktur. Anders beim Granit, der in etwa 10 km unter der Erdoberfläche entstand. Hier hatten die Kristalle lange Zeit um zu wachsen.

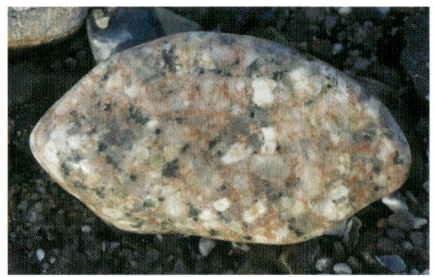

Heilwirkung

Magmatite unterstützen u. a. die Selbstheilungskräfte und stärken das Immunsystem. Sie fördern die Tatkraft sowie das Durchhaltevermögen und helfen damit, bei einem Neubeginn oder neuen Projekten die Anfangsschwierigkeiten besser bearbeiten zu können.

Metamorphite

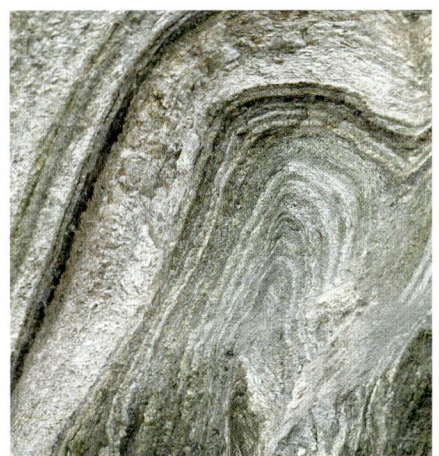

Sedimente oder Magmatite können in einem späteren Prozess durch Druck und Hitze umgewandelt werden. Das geschieht in der Tiefe der Erde bei der Entstehung von Gebirgen oder an den Bruchkanten der kontinentalen Erdspalten. Dieser Vorgang wird als Metamorphose bezeichnet, die dadurch umgewandelten Gesteine als Metamorphite. Bei diesem Vorgang werden die ein-

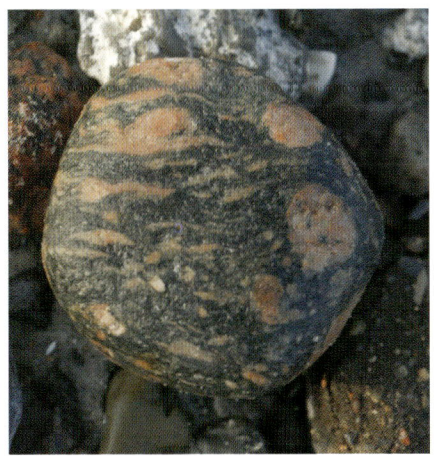

zelnen Mineralien neu geordnet, es entsteht eine Streifung, die sich jedoch deutlich von den durch Schichtung entstandenen Streifen der Sedimente unterscheidet. Die einzelnen Mineralkörner sind nicht abgerundet, sondern passen wie bei einem Puzzlespiel gezackt und scharfkantig zusammen. Sie können auch, wie z. B. beim Augengneis, abgerundet in einer Grundmasse schwimmen. Die chemische Zusammensetzung des neu entstandenen Metamorphits ist gewöhnlich mit dem des ursprünglichen Gesteins identisch. Bei steigendem Druck kann jedoch auch eine Umkristallisierung stattfinden. Dabei wachsen einige Kristalle, während sich andere abbauen. Es können auch Kristalle entstehen, die im ursprünglichen Gestein nicht vorhanden waren. Ein Beispiel dafür ist Granat, welcher sich (mit wenigen Ausnahmen) in der Metamorphose bildet. Steigen Druck oder Temperatur weiter, schmilzt das Gestein und wird zu Magma. Bei der Metamorphose ist das entscheidende Merkmal, dass eine Umwandlung ohne das Aufschmelzen der Gesteinsmasse erfolgt.

Typische Metamorphite sind Gneis, Amphibole und Hornfels.

Heilwirkung

Metamorphite fördern u. a. die körperliche und seelische Entgiftung. Sie unterstützen den Abschluss einer Entwicklungsperiode und helfen uns, jene Zustände zu beenden, die für uns nicht mehr förderlich sind. Weiterhin können diese Gesteine bei der Trauerbewältigung hilfreich sein.

Sedimente

Eine weitere Variante der Gesteinsbildung vollzieht sich durch Ablagerung (zum Beispiel von Sand). Dieser Sand wird durch Wasserströmungen, Wind oder durch das Eis der Gletscher mehr oder minder weit transportiert und an einer Stelle der Erdoberfläche abgelagert. Beim Transport werden die einzelnen Körner gegen einander gerieben und abgerundet sowie (ausgenommen bei Gletschergeschieben) nach Korngröße sortiert abgelagert. In der nachfolgenden Periode sammelt sich mit dem durchsickernden Wasser ein Bindemittel zwischen den einzelnen Körnern und aus dem Sand wird Sandstein, so wie aus Ton Tonschiefer wird.

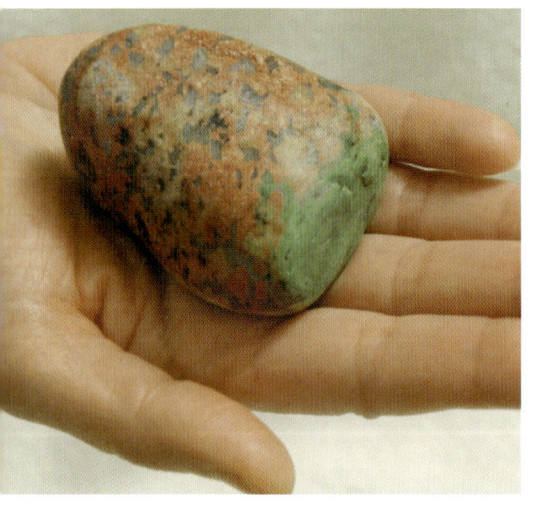

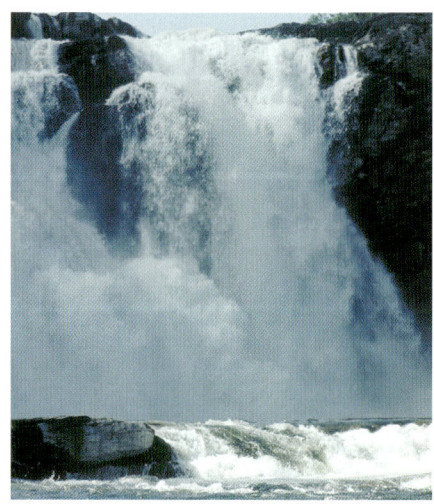

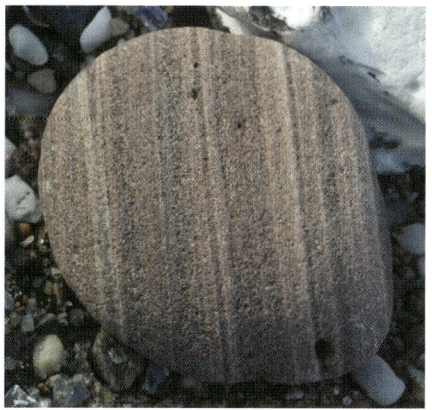

Kalksteine sind weich, ein Teil von ihnen kann mit dem Fingernagel geritzt werden. Auch Versteinerungen sind in Kalksteinen häufig zu finden. Die sicherste Methode einen Kalkstein zu bestimmen, ist der Test mit verdünnter Salzsäure (Vorsicht! Stark ätzend!). Kalkstein braust bei Berührung mit Salzsäure auf.

Zu den Sedimentgesteinen gehören neben Sandsteinen Schiefer, Kreide- und Kalksteine.

Heilwirkung

Sedimente verbessern u. a. die Atmung und regen die Verdauung an. Sie helfen uns, wenn ein bereits begonnener Weg ins Stocken geraten ist und lassen uns begonnene Unternehmungen immer wieder prüfen sowie hinterfragen.

Zusammenfassend können wir sagen: Sedimentgestein lässt sich an etwa gleich großen Körnern erkennen, die durch den Transport abgerundete Kanten aufweisen. Ein weiteres Merkmal ist die Schichtung. Auch bei einfarbigen Steinen ist allgemein, zumindest unter der Lupe, eine Schichtung erkennbar.

Kalksteine gehören ebenfalls zu den Sedimenten. Sie entstanden gewöhnlich aus Skelettresten und Schalen von Meerestieren. Die Kalkschalen und Skelette sammelten sich im Laufe von Jahrhunderten am Meeresboden. Die geschichteten Kalklagen verfestigten sich danach in Jahrhunderten oder Jahrtausenden zu mächtigen Gesteinsformationen.

Für Kalksteine gelten die oben angeführten Unterscheidungskriterien nicht. Kalksteine weisen keine Körnung auf und auch eine Schichtung ist meistens nicht zu erkennen.

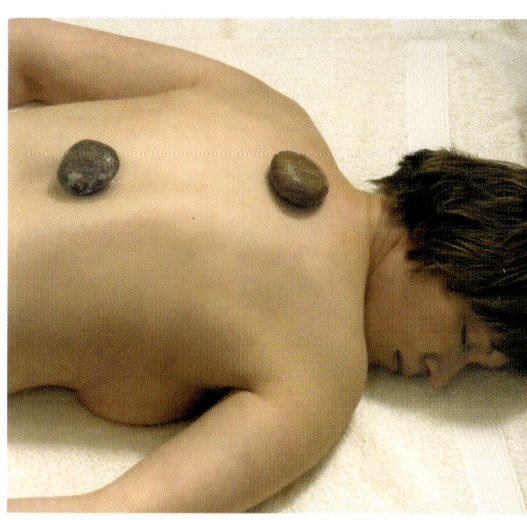

Flint (Feuerstein)
geologisch den *Sedimenten* zugeordnet

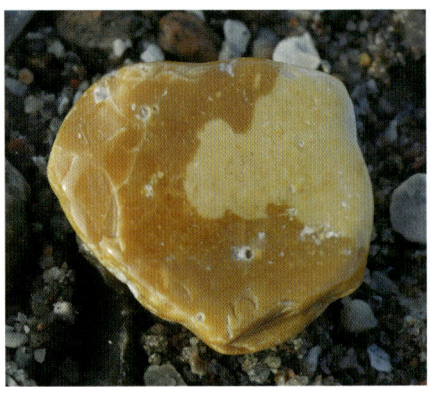

Der Flint oder Feuerstein, den wir sehr häufig finden, passt eigentlich in keine dieser zuvor genannten drei Gruppen der Gesteinsbildung. Flintknollen haben sich in Kreide oder Kalkstein gebildet. Sie entstanden nicht wie Kristalle der Plutonite aus einer langsam abkühlenden Masse

geht davon aus, dass die gelösten Kieselschwämme in den Kreidekalk einsickerten und die Flintknollen Molekül für Molekül zu wachsen begannen.

Heilwirkung

Schwarzer Flint gilt als starker Schutzstein. Er stärkt das Immunsystem und hat eine heilende Wirkung auf die Nerven.

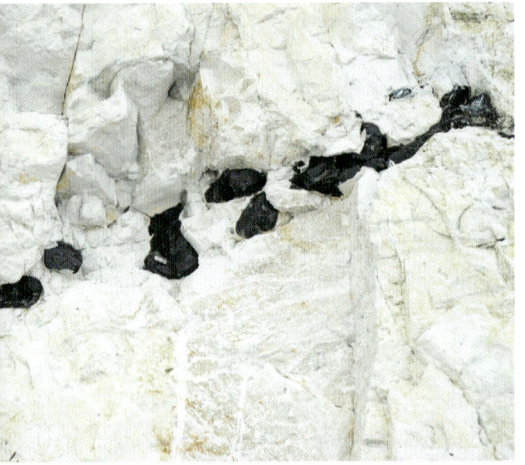

oder wuchsen in Hohlräumen, sondern wandelten das vorhandene Gestein um. Man nennt diese Art der Gesteinsbildung *Konkretion*.
Zur Entstehung der Flintknollen besteht die Theorie, dass die aufgelösten Kieselschwämme eine gallertartige Masse bildeten, die anschließend austrocknete und über Opal zu Flint wurde. Eine andere Theorie

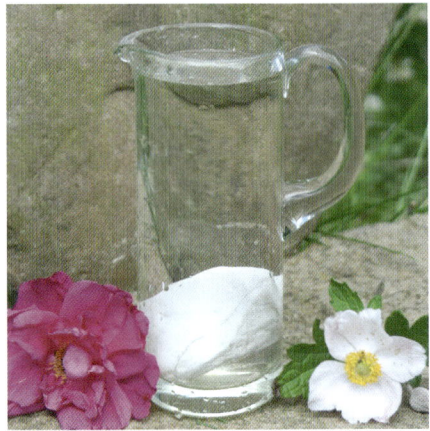

Schon bei den Wikingern galten Feuersteine mit Löchern als göttliche Schutzsteine. Bis heute sind diese Steine als Hühnergötter bekannt. An einer Stange hängend sollen sie die Hühner vor dem Fuchs schützen und das Legeverhalten der Hühner verbessern.

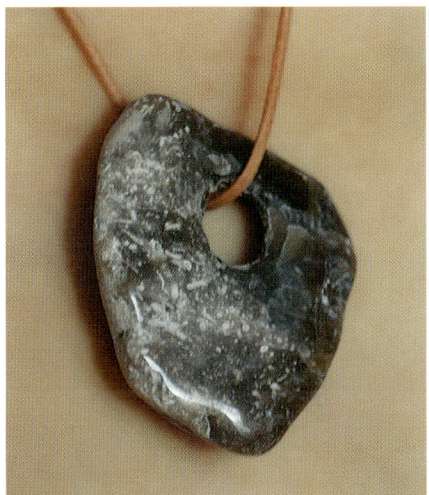

Fossilien

Bei Fossilien handelt es sich gewöhnlich um Versteinerungen von vorzeitlichen, heute längst ausgestorbenen Lebewesen. Diese stammen aus sehr unterschiedlichen geologischen Zeitepochen.
Fossilien finden sich meistens in Sedimentgestein (Kalk, Kreide, Flint oder Sandstein).
Als Versteinerungen blieben gewöhnlich nur die Hartschalen oder -teile wirbelloser Meeresbewohner erhalten. Die Art der Versteinerungen kann ganz unterschiedlich ausfallen. Manchmal befindet sich nur ein Abdruck im Gestein. Beim fossilen Seeigel füllte sich das Gehäuse mit Feuerstein auf. Schließlich sind im Faxe-Kalk neben Korallen über 500 verschiedene Fossilien nachgewiesen worden, sie bestehen alle aus sehr festem Kalkstein.

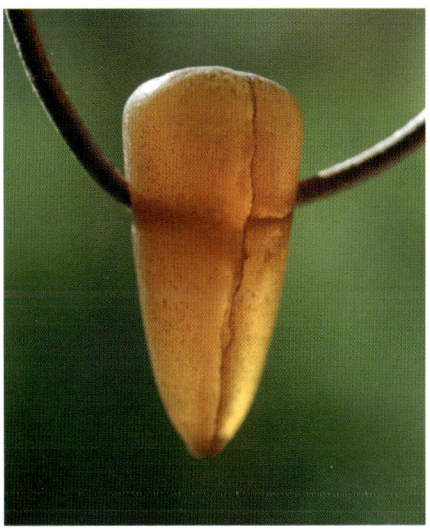

Heilwirkung

Fossilien können bei psychosomatischen Schmerzen erfolgreich angewendet werden. Sie unterstützen Heilungsprozesse im Hals-, Nasen- und Ohrenbereich, stärken das Urvertrauen nach emotionalen Verletzungen und vermitteln Zuversicht.

17

Typische Steine von der Nordsee, Ostsee, Geest und aus der Heide

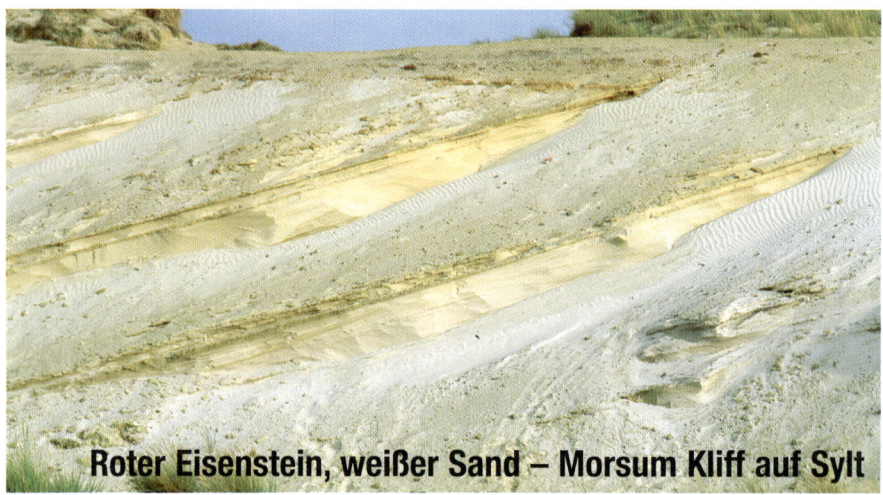

Roter Eisenstein, weißer Sand – Morsum Kliff auf Sylt

An allen steinigen Küstenabschnitten der Ost- und Nordsee, auf den Feldern der Geest sowie in der Heide lassen sich überall eine Vielzahl unterschiedlicher Gesteine finden, vom weißen Quarz über bunte Granite, rote Porphyre bis zu gelben, weißen und schwarzen Feuersteinen. Sogar Granate und Unakite sind gar nicht so selten.

Nachfolgend werden unterschiedliche Gebiete mit den Steinen vorgestellt die für dieses Gebiet typisch sind, oder hier besonders häufig vorkommen.

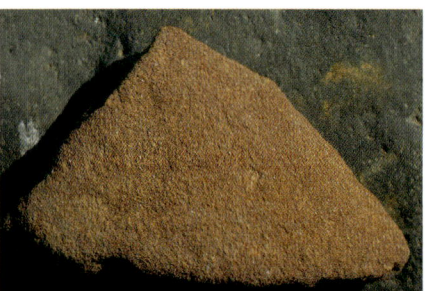

Das **Morsum Kliff auf Sylt** ist bekannt für seinen weißen Sand und roten Limonit-Sandstein.

Auf **Helgoland** lässt sich der „echte" rote Flint finden und auf **Amrum**, **Sylt** und an der **dänischen Nordseeküste** werden Quarze, Granite und Gneise rundgeschliffen.

Rügen ist bekannt für weiße Kreide und schwarzen Feuerstein.

In der **Eckernförder Bucht** findet man neben Gneis und Granat-Metamorphiten zahlreiche Unakite (Epidot).

In den **Kieskuhlen** auf der Geest und in der Heide kommen Feuersteine und Quarze in allen Farbvariationen ans Tageslicht.

Die **Heide** ist das Land der Quarze und Opale.

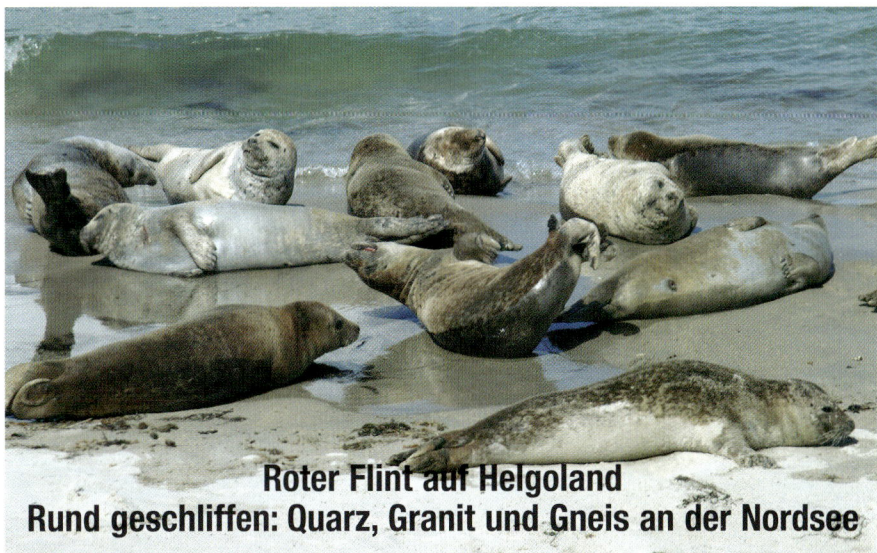

Roter Flint auf Helgoland
Rund geschliffen: Quarz, Granit und Gneis an der Nordsee

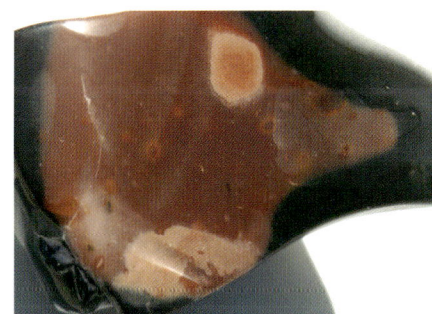

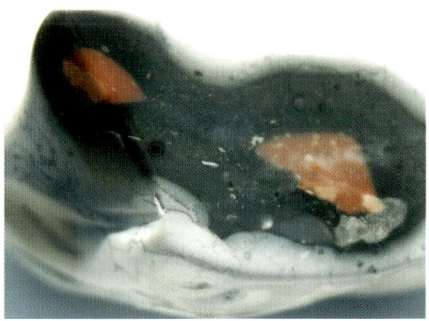

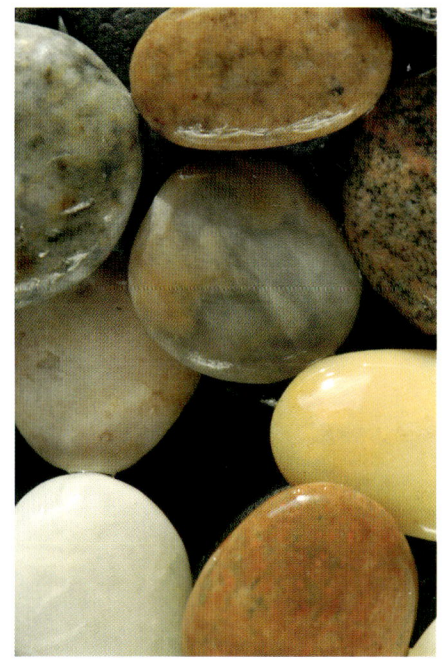

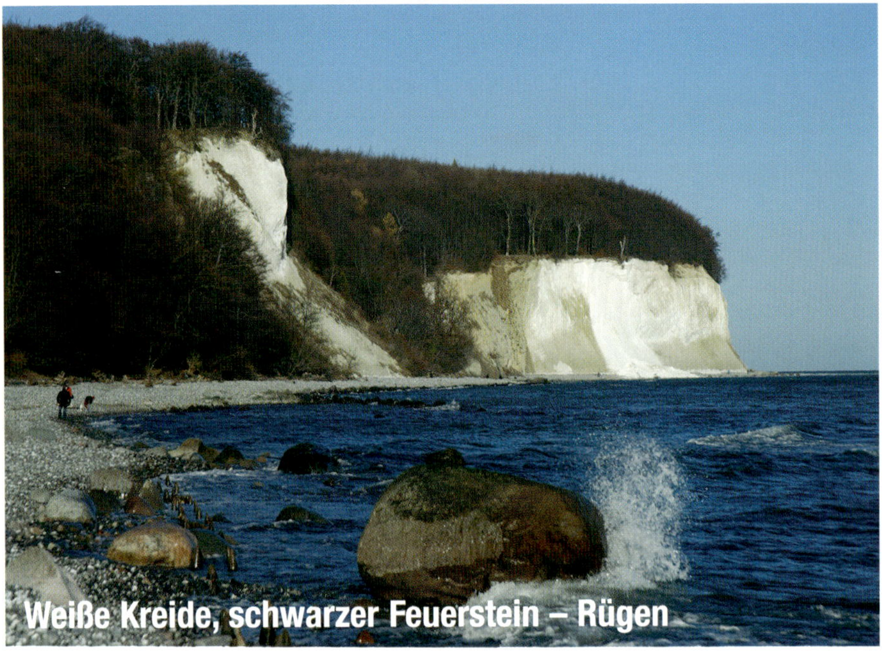

Weiße Kreide, schwarzer Feuerstein – Rügen

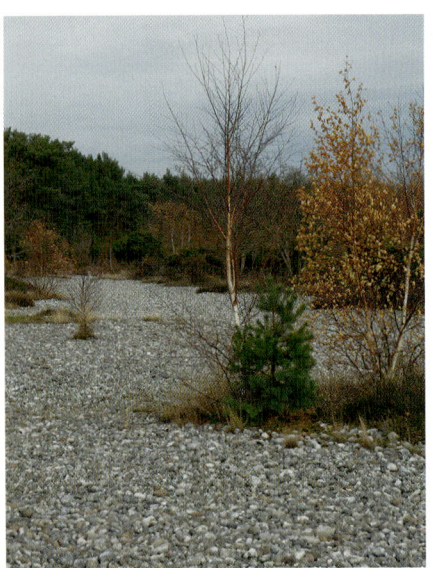

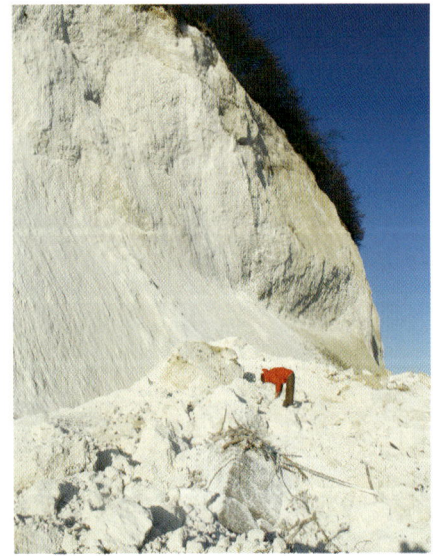

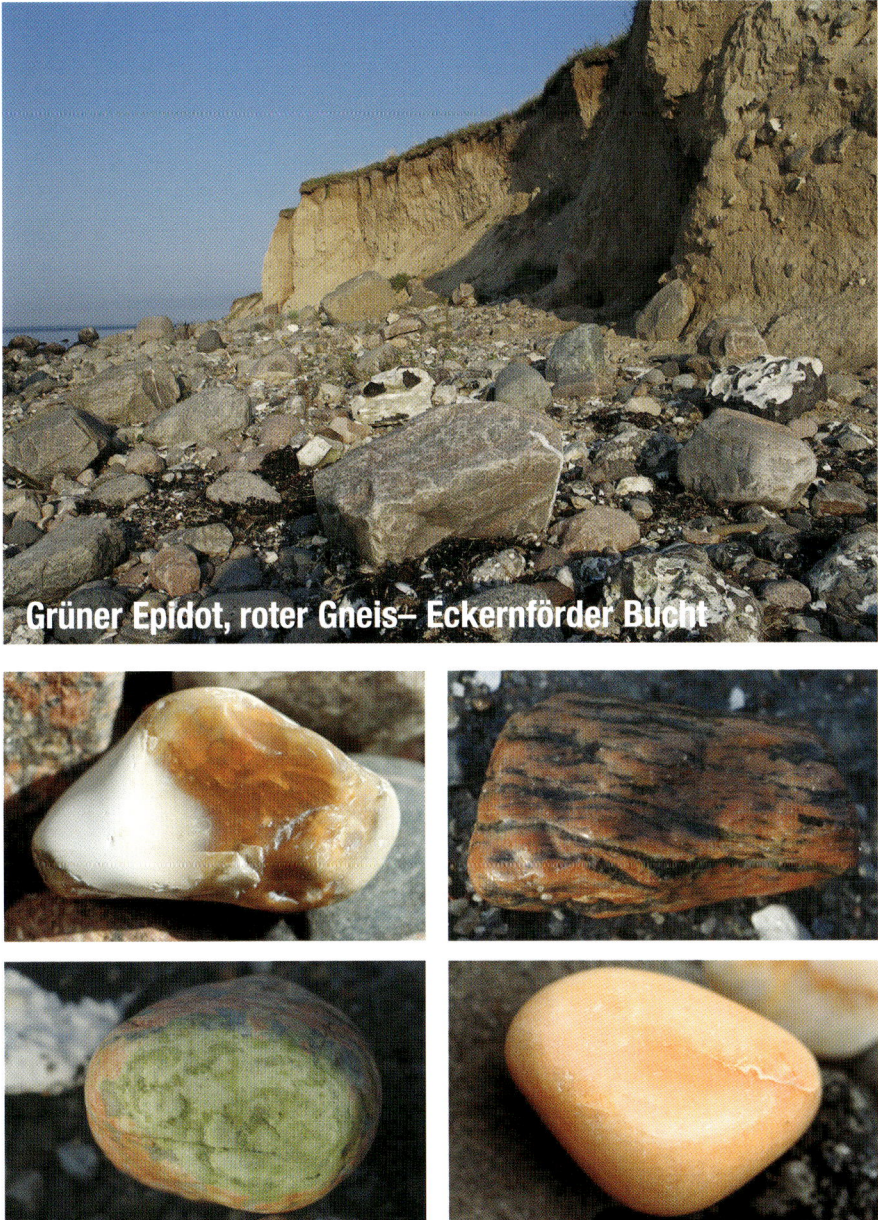

Grüner Epidot, roter Gneis– Eckernförder Bucht

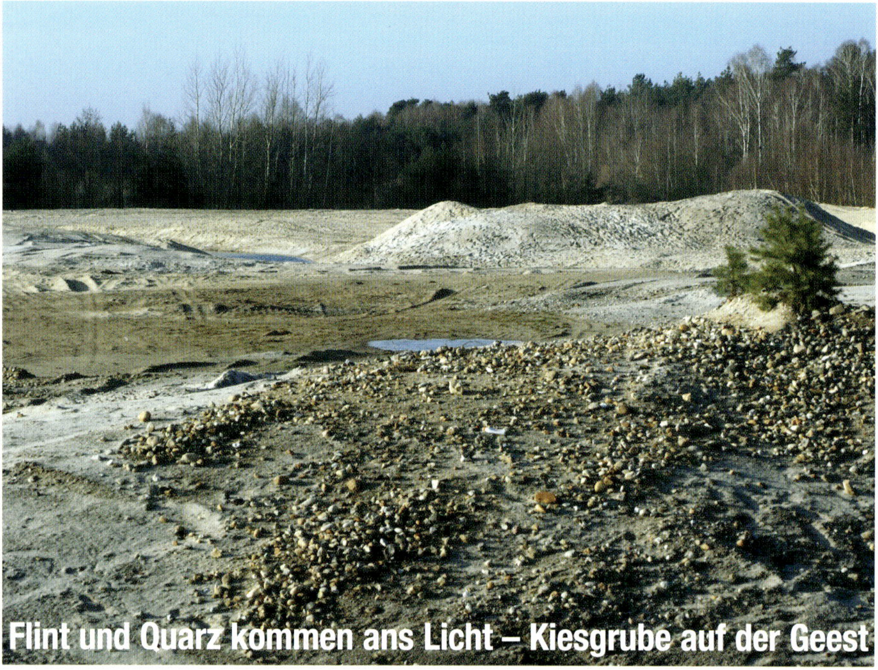

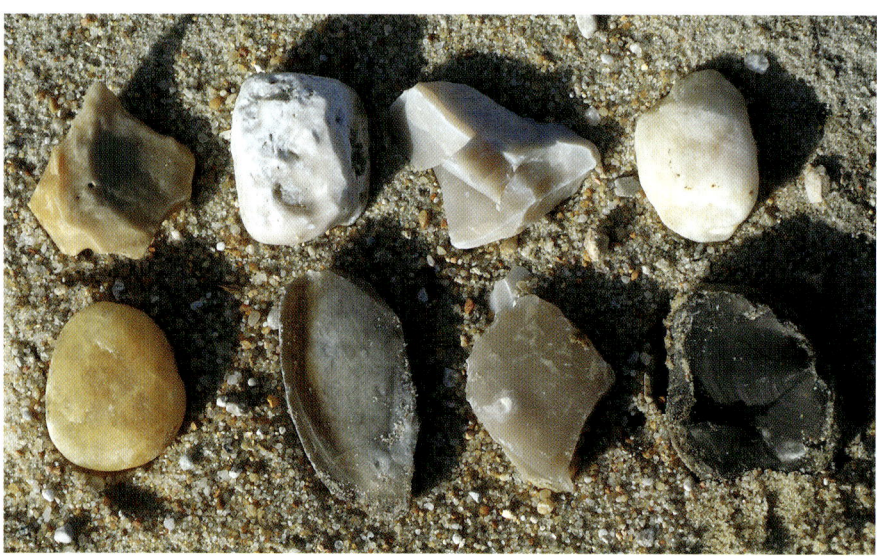

Flint und Quarz kommen ans Licht – Kiesgrube auf der Geest

Wilseder Berg
Im Land der Quarze und Opale –Lüneburger Heide

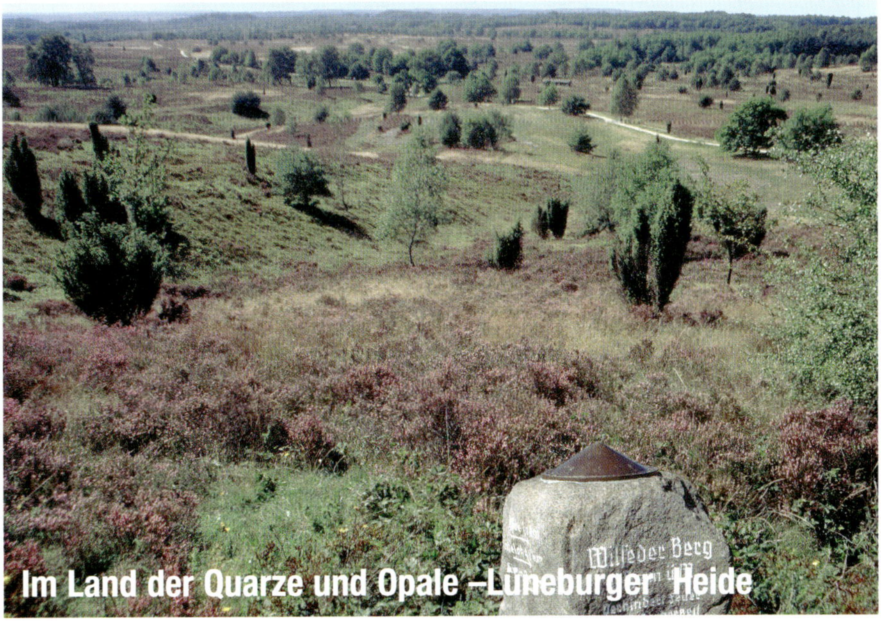

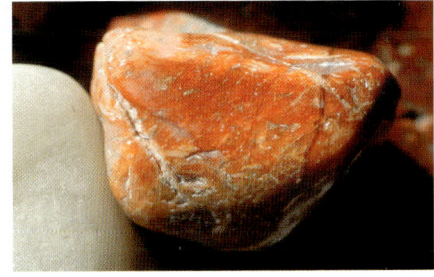

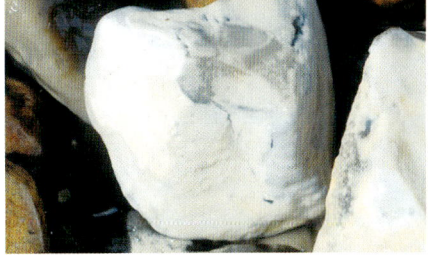

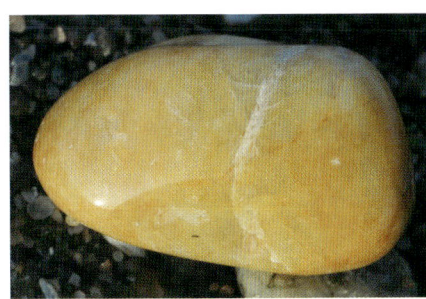

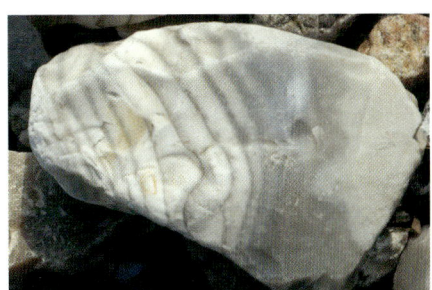

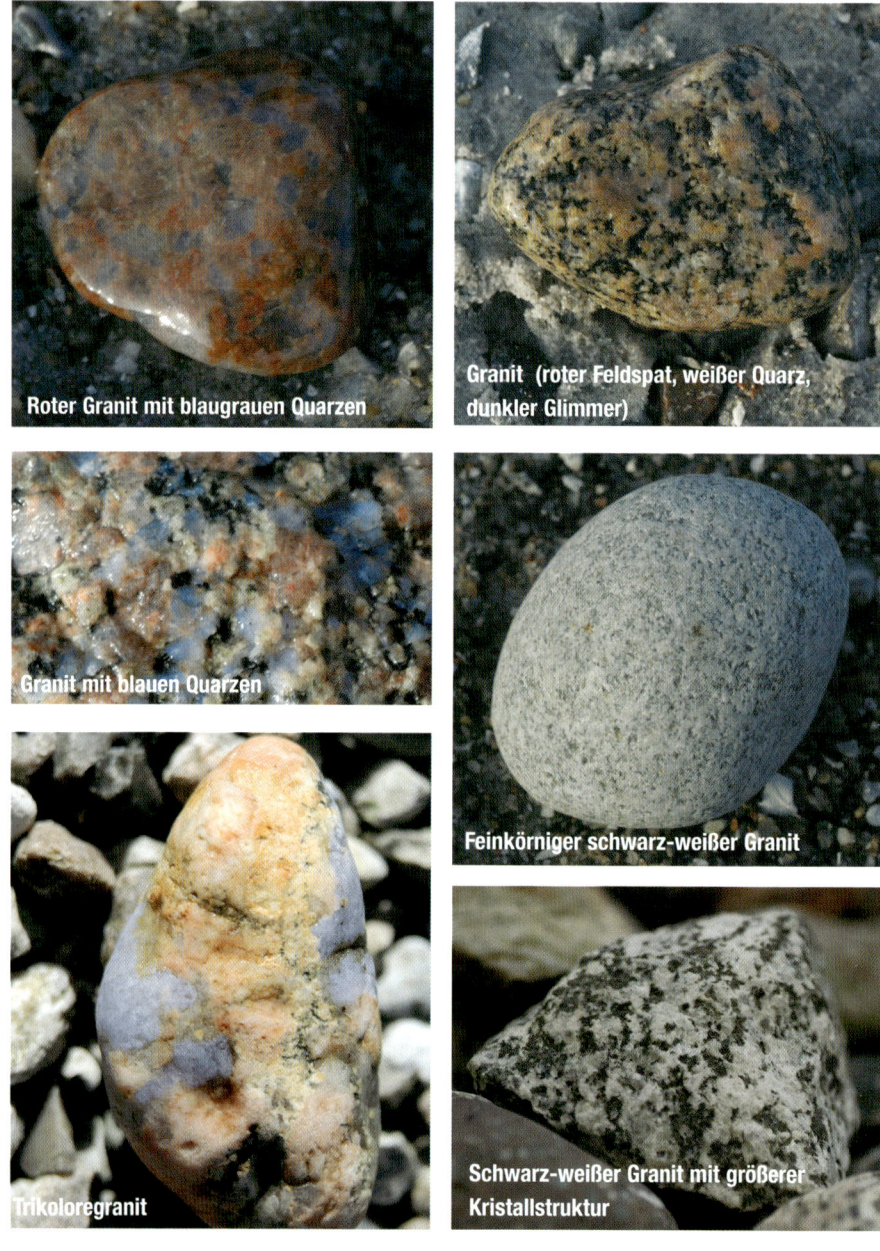

Roter Granit mit blaugrauen Quarzen

Granit (roter Feldspat, weißer Quarz, dunkler Glimmer)

Granit mit blauen Quarzen

Feinkörniger schwarz-weißer Granit

Trikoloregranit

Schwarz-weißer Granit mit größerer Kristallstruktur

Granit

Magmatit/Plutonit

Wirkungsbereich: Rücken, Magen, Leber, Galle, Insektenstiche, Entgiftung, Schuldgefühle, Existenzangst

Herkunft: Skandinavien

Alter: 1,6 bis 2 Milliarden Jahre

Entstehung und Erkennungsmerkmale

Granite gehören zu den Magmatiten. Alle Granite, die an den norddeutschen Stränden, auf Feldern und in der Heide gefunden werden, stammen aus Skandinavien und dem Baltikum. Es handelt sich um ein Tiefengestein, das aus flüssigem Magma in 10 bis 30 km Tiefe unter der Erde abkühlt und dabei Kristalle bildet. Je langsamer dieser Abkühlungsprozess verläuft, um so größer können sich die Kristalle entwickeln. Abhängig von der Zusammensetzung der ursprünglichen Magma entstehen sehr unterschiedliche Granite, sowohl in ihrer Kristallform als auch in Farbe und Struktur. Trotz dieser Vielfalt gibt es Merkmale, die für dieses Gestein typisch sind. Mit Ausnahme einiger Varietäten hat der Granit keine Grundmasse (Matrix). Die Kristalle sind gewöhnlich unregelmäßig zusammengewachsen.

Fast alle Granite bestehen aus Feldspat, Quarz und Glimmer. Die Farbe des Feldspats kann von ziegelrot über rotbraun und gelblich bis zu grau oder weiß reichen. Quarze kommen als klare, milchig weiße, graue, blaue, braune oder schwarze Kristalle vor. Als Glimmer wird eine Gruppe von Mineralien bezeichnet, zu der Augit (schwarz), Biotit (schwarz) und Muskovit (hell) gehören. Alle drei Mineralien glänzen silberfarben im Sonnenlicht.

Granite mit blauen Quarzen, die in trockenem Zustand gut zu erkennen sind, kommen sehr selten vor. Dagegen lassen sich an zahlreichen Strandabschnitten bei Sonnenschein dicht an der Wasserkante nasse Granite mit blauen Quarzen entdecken. Im Gegensatz zu den übrigen Quarzfarben, die durch Beimengung von Mineralien entstehen, wird die blaue Färbung nur durch eine veränderte Lichtbrechung in den Kristallen hervorgerufen. Eine Varietät des Granits mit blauen Quarzen ist der **Trikolore-Granit**. Benannt nach seinen drei Farben rot (Kalifeldspäte), weiß oder gelblich (Plagioklas) und blau (Quarze).

Rote Granite kommen in zahlreichen Variationen vor und sind häufig an Stränden und auf Feldern oder in Kiesgruben zu finden. Die Farbe der

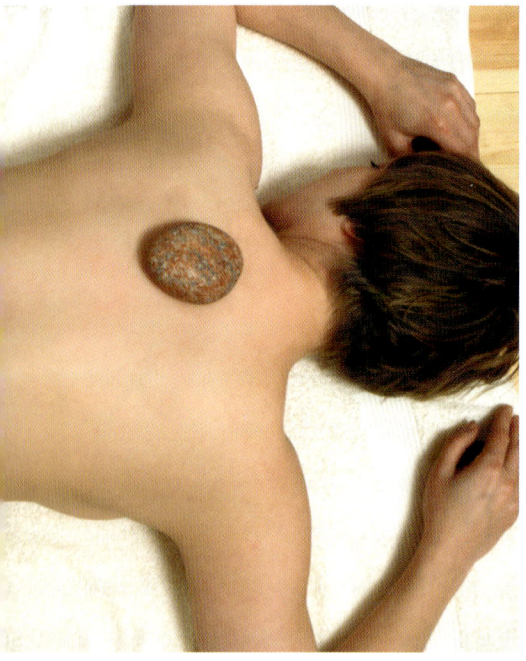

roten Kalifeldspäte reicht von blass-rosa bis zu kräftigem ziegelrot, die Farbe der Quarze von klar über grau bis schwarz.

Geologisch lassen sich nur etwa ein Drittel der Granite an unseren Stränden nach ihrer Herkunft bestimmen. Für die Anwendung als Heilstein ist jedoch die geologische Bestimmung nicht das entscheidende Kriterium. Wichtiger sind Zusammensetzung, Farbe und Kristallstruktur sowie das Gefühl für den „richtigen" Stein.

Heilwirkung

Auf der körperlichen und psychischen Ebene:

So unterschiedlich die einzelnen Granite aussehen, so unterschiedlich wirken sie auch.

So entfalten die **schwarz-weißen Granite** ihre Kraft insbesondere im Kopf-, Hals- und Brustbereich. Durch die krampflösende Wirkung können sie bei Bronchitis und Asthma unterstützend eingesetzt werden.

Granite mit blauen Quarzen wirken positiv auf das Immunsystem, können bei Kopfschmerzen und Verspannungen Linderung verschaffen, zeigen ihre stärkste Wirkung jedoch im psychischen Bereich. Dort lindern sie Ängste vor Selbstausdruck, sorgen für mehr Klarheit und fördern die Kommunikation mit anderen Menschen.

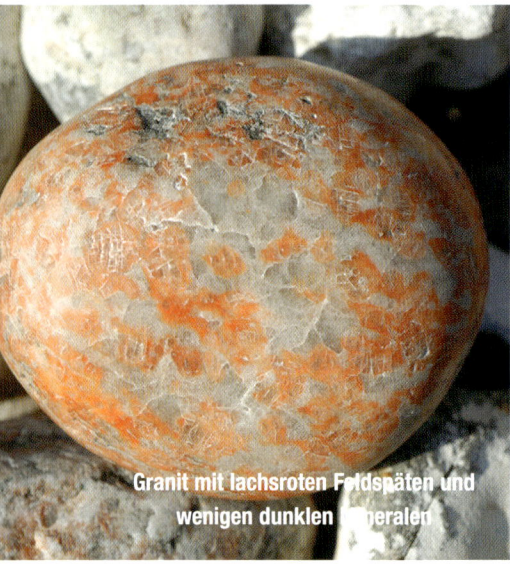

Granit mit lachsroten Feldspäten und wenigen dunklen Mineralen

Der **Trikolore-Granit** kann auf der psychischen Ebene, ebenso wie zum Beispiel die bunten Filipstad-Granite, Depressionen sowie Schwermut abschwächen und Leichtigkeit im Leben fördern.

Die Granite mit lachsroten bis ziegelroten Feldspäten und einem geringen Anteil dunkler Kristalle durchfluten den gesamten Körper mit Energie und stärken Kreislauf und Stoffwechsel. Während die lichteren Varietäten stärker den Hals- und Lungenbereich ansprechen, wirken die Steine mit ziegelroten Feldspäten stärker auf Magen und Verdauung sowie den gesamten Bauch-bereich. Weil stark anregend, sollten die kräftig roten Granite bei hohem Blutdruck, Entzündungen und Fieber besser nicht oder nur mit äußerster Vorsicht angewendet werden.

In unserem Buch „Heilsteine vom Ostseestrand" haben wir die Wirkung einiger Granite detailliert beschrieben.

Anwendung

Auflegen, Umschläge, Steinwasser nach der Einstrahlmethode für die innere Anwendung, Badewasser und Güsse

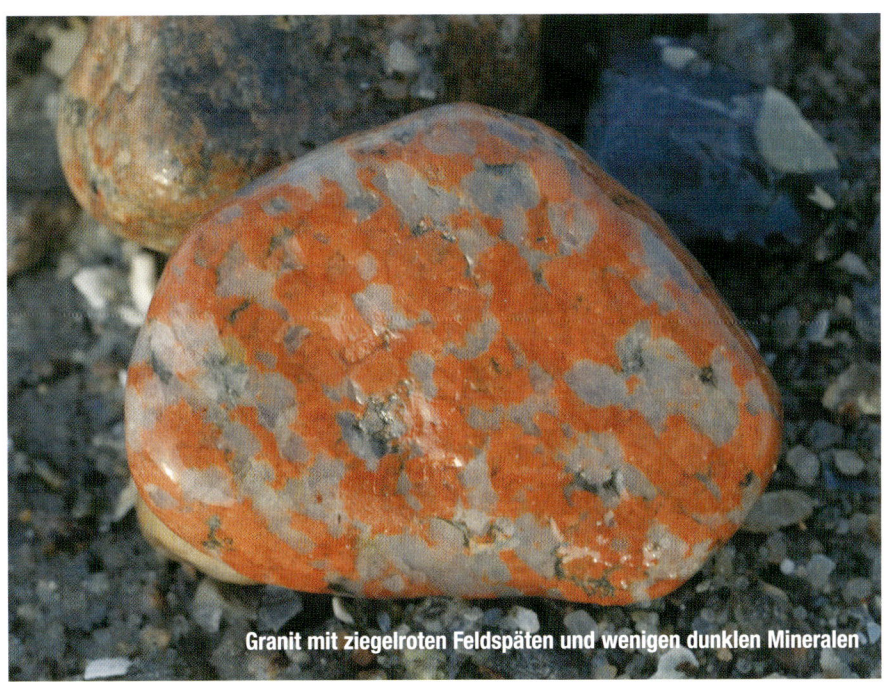

Granit mit ziegelroten Feldspäten und wenigen dunklen Mineralen

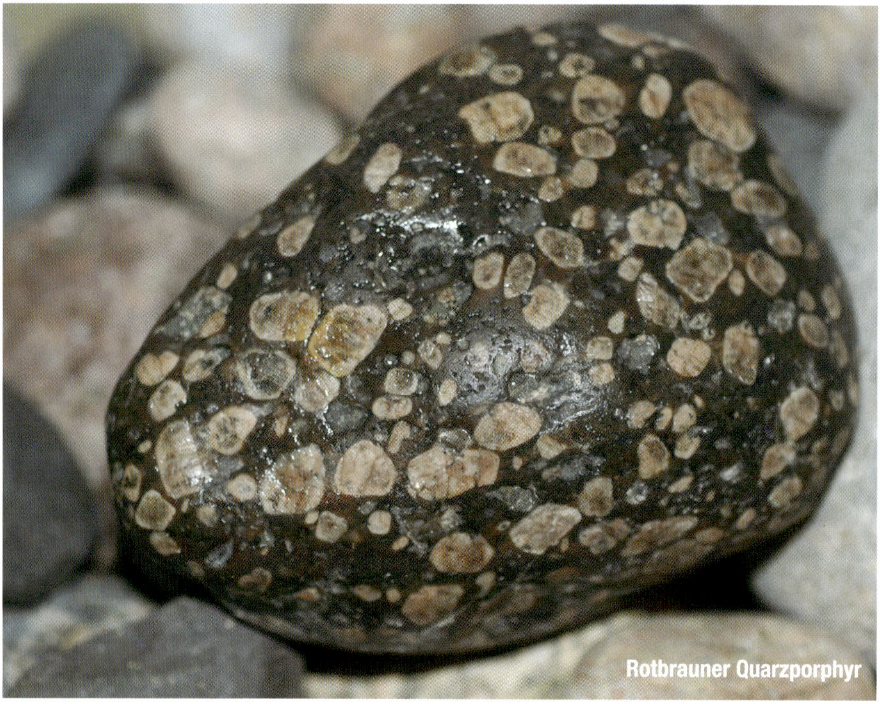

Rotbrauner Quarzporphyr

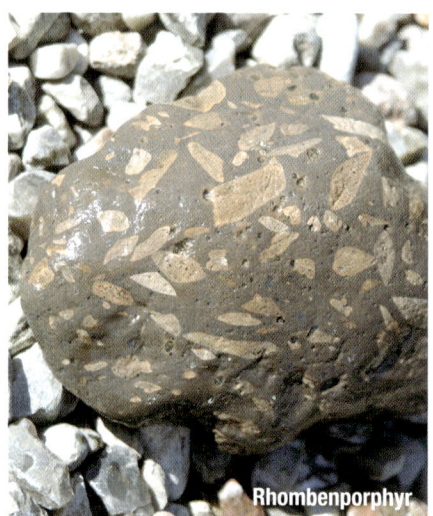

Rhombenporphyr

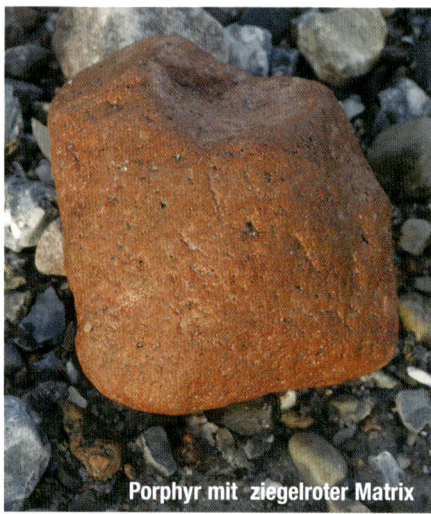

Porphyr mit ziegelroter Matrix

Porphyr

Magmatit/Vulkanit

Wirkungsbereich: Kreislauf, niedriger Blutdruck, Leber, Stress, krampflösend, Wut, Trauer

Herkunft: Oslogebiet, Schweden und zentrale Ostsee

Alter: 1,6 Milliarden bis 250 000 Jahre

Entstehung und Erkennungsmerkmale

An unseren Stränden und auf den Feldern finden wir sehr unterschiedlich aussehende Porphyre. Sie stammen aus den ehemaligen Vulkangebieten um den Oslofjord, aus Schweden sowie aus dem Gebiet der Baltischen See und wurden, wie alle skandinavischen Steine, durch die Gletscher der Eiszeit zu uns geschoben.

Die Porphyre entstanden durch rasche Abkühlung der ausgetretenen Lava. Die Einsprenglinge aus Kalifeldspat, Plagioklas, Quarz, Hornblende oder Augit wurden beim Ausbruch des flüssigen Magmas aus der Tiefe mitgerissen.

Die Grundmasse (Matrix) der Porphyre weist keine kristalline Struktur auf. Ihre Farbe reicht von ziegelrot bis grauschwarz.

Bei einigen Varietäten können die Einsprenglinge jedoch so zahlreich sein, dass die Grundmasse kaum noch hervortritt.

Porphyre, die Quarzkristalle enthalten, werden als Quarzporphyre bezeichnet.

Rhombenporphyr

Charakteristisch für dieses Gestein sind 0,5 bis 3 Zentimeter große rhombenförmige Feldspäte. Diese Form der Feldspäte ist ungewöhnlich und kommt nur an wenigen Stellen auf der Erde vor. Die Farbe der Grundmasse des Gesteins variiert zwischen graublau über grauschwarz bis dunkelrot.

Alle Rhombenporphyre entstanden im vulkanischen Gebiet rund um den Oslofjord. Jeder neue Vulkanausbruch ließ Porphyre entstehen, die sich von den vorangegangenen unterschieden. So lassen sich noch heute am Oslofjord bis zu vierzig übereinander liegende unterschiedliche Rhombenporphyre finden.

Der Vulkanismus war im Oslo-Gebiet bis vor etwa 250 Millionen Jahren aktiv.

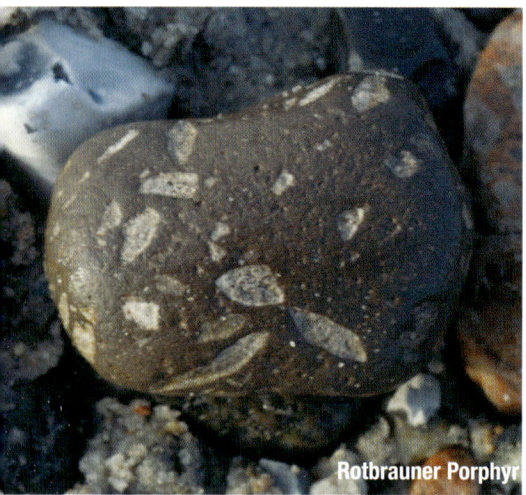

Rotbrauner Porphyr

tektonischen Druck zerbrochen und weisen parallel verlaufende Bruchlinien auf. Die runden bis ovalen Quarze sind grau bis blaugrau.

Heilwirkung

Auf der körperlichen Ebene:

Der **Rhombenporphyr** wirkt entspannend und krampflösend, besonders wenn Schmerzen durch Stress oder Ängste auslöst wurden. Er wirkt beruhigend auf das Herz und löst Verschleimungen in den Bronchien. Rhombenporphyre mit graublauer Matrix wirken sanfter als dunkelrote. Porphyre mit dunkelroter bis rotgrauer Matrix können bei Magen- und Darmleiden erfolgreich angewendet werden. Gelegentlich verstärken die Steine anfangs die vorhandene Spannung. Damit können jedoch latent vorhandene Schmerzregionen erkannt werden.

Porphyre mit kräftiger roter bis ziegelroter Matrix heben sich am Strand deutlich ab. Für die Anwendung als Heilstein ist es nicht entscheidend, wo dieser Stein herkommt, wichtiger ist die Farbe der Grundmasse. Oft sind sogar die eingesprenkelten Quarze, die bei einigen Quarzporphyren nur mit der Lupe erkennbar sind, von untergeordneter Bedeutung.

Weitere, sehr auffällige Porphyre sind die **Emarp- und Påskallavik-Porphyre** aus Südschweden. Die feuchten Steine erinnern den Betrachter unwillkürlich an eine Blutwurst. Das ist das typische Erkennungsmerkmal dieser Porphyre.

In einer rotbraunen bis rosagrauen Grundmasse „schwimmen" viele 1–2 cm helle rosafarbene Feldspat-Einsprenglinge. Diese sind durch

Der **Porphyr mit rotbrauner bis ziegelroter Matrix** ist stark aktivierend. Er wirkt anregend auf den Kreislauf, deshalb Vorsicht bei Bluthochdruck.

Dieser Stein unterstützt Leber-, Nieren-, Darm- und Milztätigkeit.

Besonders stark wirkt der Porphyr mit rotbrauner Grundmasse auf die Funktion der Leber (körperlich und psychisch).

Der rote Porphyr sollte nicht direkt auf entzündliche Stellen sondern dort aufgelegt werden, wo der Energiefluss behindert wird oder blockiert ist.

Emarp- und Påskallavik-Porphyre lösen Verspannungen im Kieferbereich und wirken entkrampfend. Auch das Zähneknirschen während des Schlafes kann durch diese Steine gemildert werden. Weiterhin unterstützen und stärken sie die Funktion von Leber, Galle und Magen.

Auf der psychischen Ebene:

Der Rhombenporphyr fördert das Vertrauen und die Selbstsicherheit. Belastende Ängste, die keine reale Grundlage haben, können mit seiner Hilfe einfacher losgelassen werden. Der rote Porphyr unterstützt und macht Mut aktiv zu handeln, statt passiv abzuwarten.

Leber und Galle stehen auf der emotionalen Ebene vorrangig für „geschluckte" Aggression, Wut, Trauer, Verbitterung und gestauten Ärger. Diese nicht verarbeiteten Gefühle belasten besonders Leber, Galle als auch Magen und können zu psychosomatischen Beschwerden führen. Beim Auflösen dieser belastenden Gefühle können der rote Porphyr, der Emarp- sowie der Påskallavik-Porphyr helfen und unterstützen, die Energie als auch unser Durchsetzungsvermögen positiv einzusetzen. Bei Leber-, Gallen- oder Magenbeschwerden sollten die Porphyre direkt auf diese Organregionen aufgelegt werden.

Anwendung

Auflegen, Wickel und Auflagen aus Steinwasser (Massage mit Rhombenporphyren und Basalten)

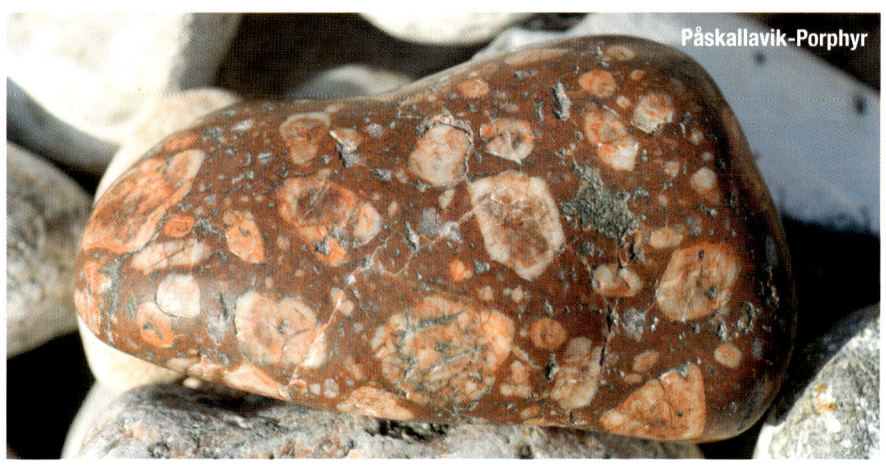

Påskallavik-Porphyr

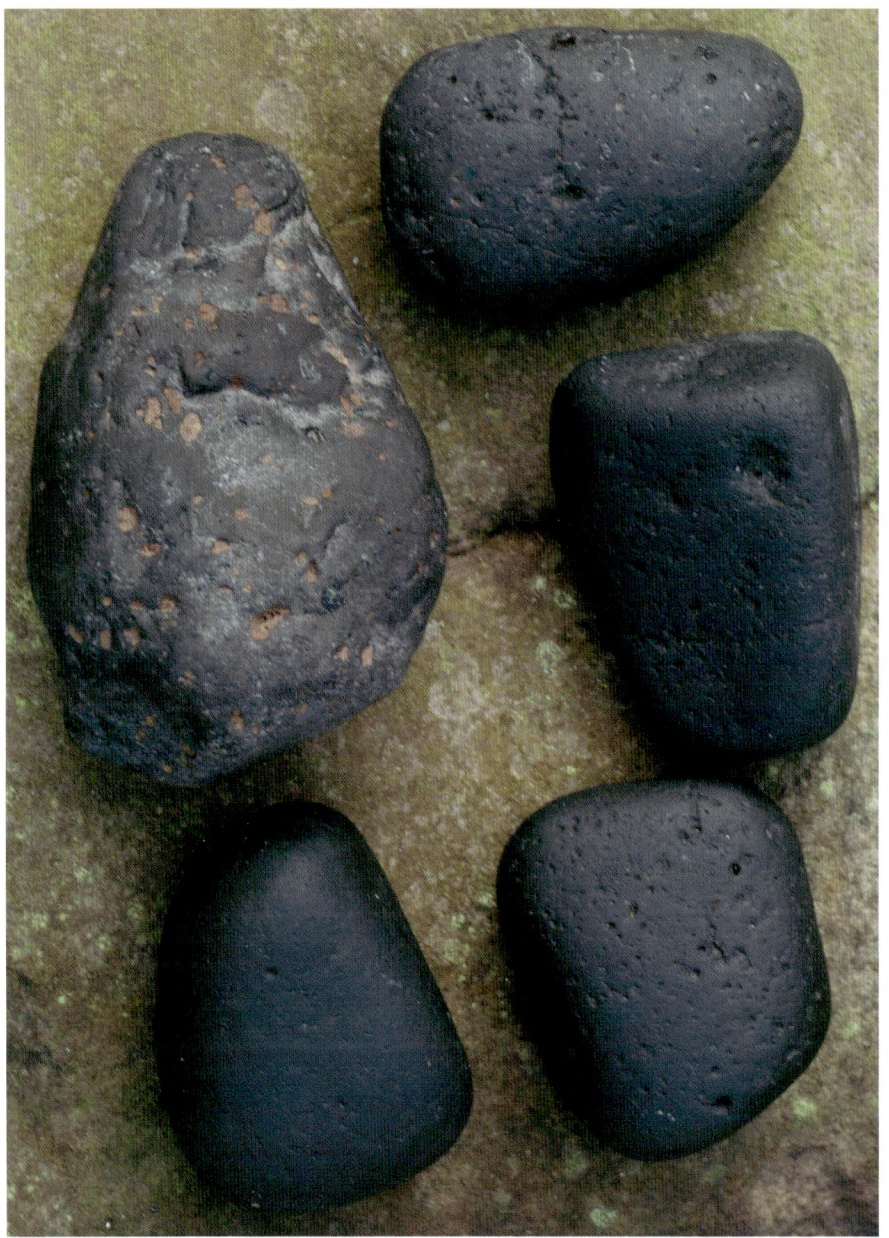

Basalt

Magmatit/Vulkanit

Wirkungsbereich: Rücken, Magen, Leber, Galle, Insektenstiche, Entgiftung, Schuldgefühle, Existenzangst

Herkunft: Skandinavien

Alter: 120 bis 300 Millionen Jahre

Entstehung und Erkennungsmerkmale

Basalte entstanden aus an der Erdoberfläche erstarrter Lava. Das Gestein ist feinkörnig, schwer, zäh und grau bis schwarz, kann aber auch eine beigebraune Verwitterungskruste aufweisen. Einzelne Mineralkörner sind in der Matrix aber nicht zu erkennen, da das Ergussgestein an der Erdoberfläche schnell erkaltete und somit keine kristalline Struktur entstehen konnte. Im Zeitraum von vor 300 Millionen Jahren bis vor 120 Millionen Jahren waren in Skandinavien unzählige Vulkane aktiv, deren Laven sich unter anderem in ihrer Temperatur unterschieden. So finden wir an den Stränden

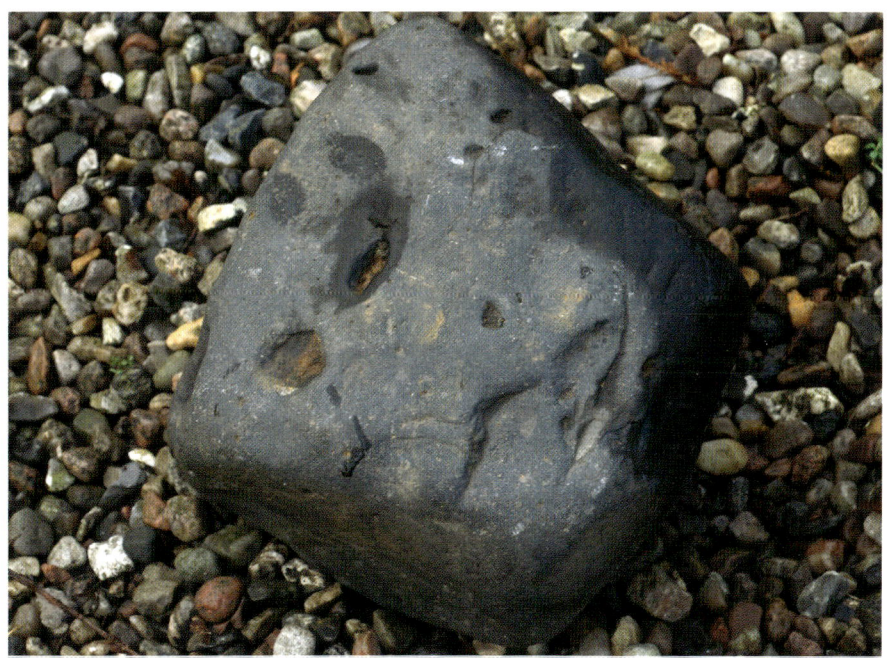

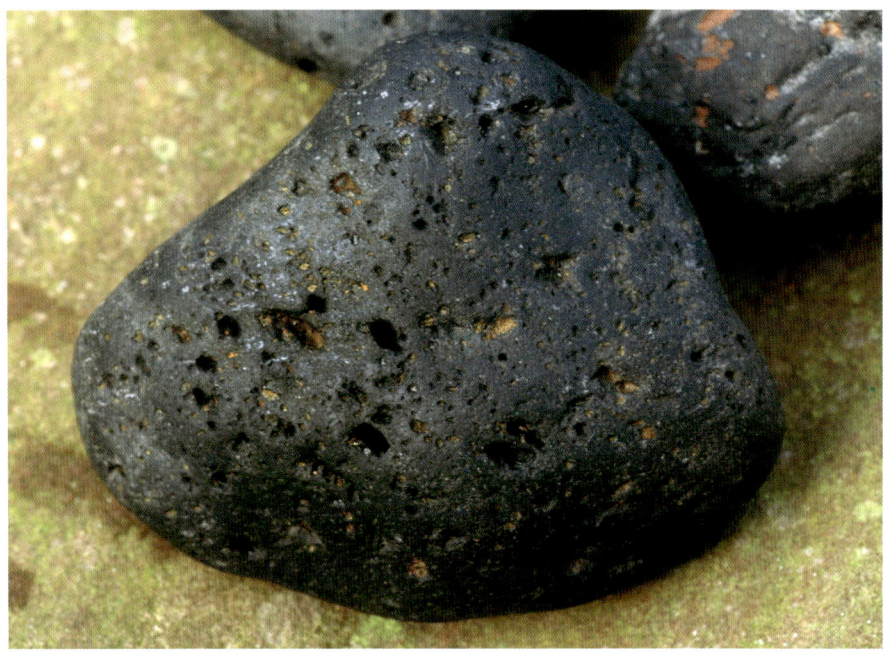

von Nord- und Ostsee, aber auch auf Feldern und in Kiesgruben Basalte mit einer glatten und ebenmäßigen oder mit einer von Löchern übersäten Oberfläche. Je „kühler" die austretende Lava war, je dickflüssiger und zäher war sie und je mehr Gasblasen blieben in der abkühlenden Masse eingeschlossen. In den Gasblasen der erstarrten Lava bildeten sich in der nachfolgenden Zeit gelegentlich Kristalle von grünem Olivin. Neben verwittertem Olivin (als Serpentin oder als rostrote Löcher) können in einigen Basalten Olivin-Kristalle von einem Millimeter bis zu über einem Zentimeter

Durchmesser vorkommen. Am häufigsten sind jedoch Basalte ohne nachträglich entstandene Mineralien oder deren verwitterte Spuren.

Heilwirkung

Auf der körperlichen Ebene:
Als heißer Massagestein in der Hot-Stone-Massage, die auf Seite 108 beschrieben wird, ist der Basalt am bekanntesten. Seine Heilwirkung ist jedoch viel umfangreicher. Er unterstützt den Energiefluss entlang der Wirbelsäule, wirkt krampflösend und kann Verspannungen im Schulter-, Lenden- und Kreuzbeinbereich

34

sowie in den Hüftgelenken vermindern. Auch Magen- und Darmbeschwerden, besonders solche psychosomatischen Ursprungs kann der Basalt beheben.

Die Wiederherstellung des Säure-Basen-Gleichgewichts im Körper wird durch ihn deutlich unterstützt. Vorsicht! Bei starker Übersäuerung des Körpers kann ein unangenehmer Druck im Nierenbereich spürbar werden.

Nur Basalte, die auch Olivin enthalten, fördern zusätzlich Entgiftungsprozesse und aktivieren die Funktion von Leber und Galle. Dazu sollte der Stein direkt im Bereich der Leber auf die Haut gelegt werden. Auch bei Insektenstichen kann der Basalt mit Olivinkristallen direkt aufgelegt werden.

Auf der psychischen Ebene:

Der Basalt wirkt gegen Schuldgefühle und Existenzangst. Seine Anwendung macht uns Blockaden und Ängste bewusst und unterstützt das Loslassen von destruktiven Gedankenmustern. Er gibt uns die Kraft, Veränderungen in unserem Leben umzusetzen.

Anwendung

Auflegen, Massagen mit warmen Steinen

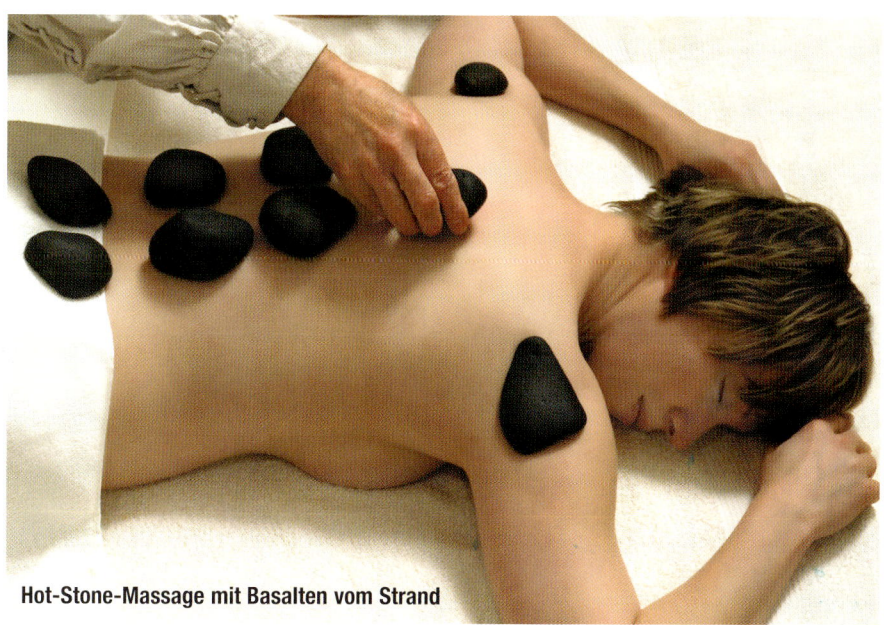

Hot-Stone-Massage mit Basalten vom Strand

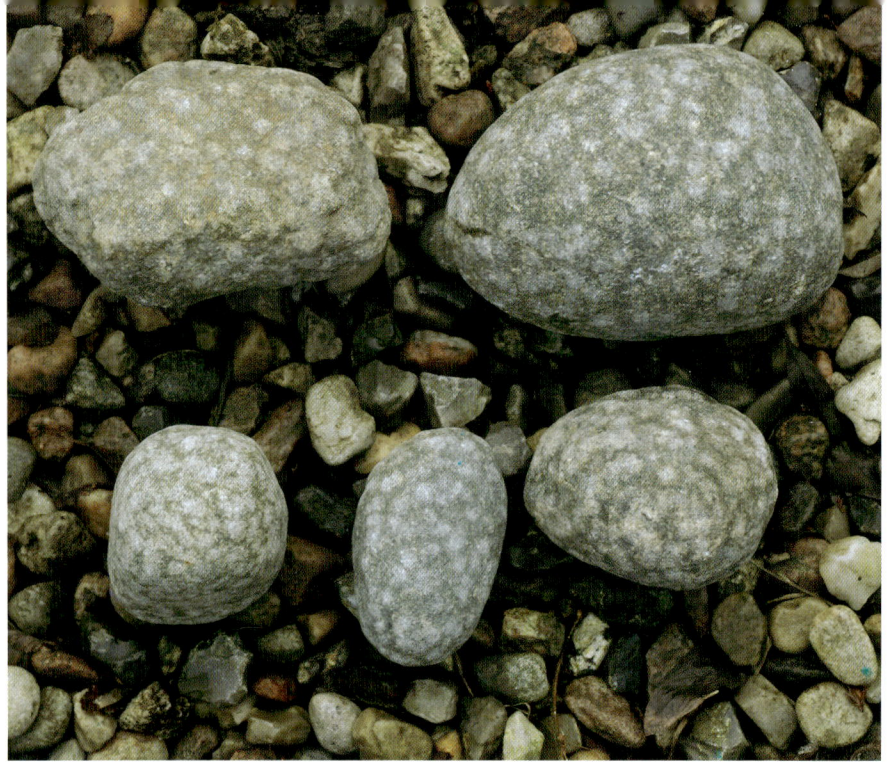

Kinne-Diabas (Blumenkohl-Diabas)

Magmatit

Wirkungsbereich: Gelenke, Entgiftung, Stress, *Erkenntnis*

Herkunft:
Südschweden (Kinnekulle) und Västergötland

Alter: 250 Millionen Jahre

Entstehung und Erkennungsmerkmale

Durch seine unverwechselbare gefleckte Oberfläche erinnert der Kinne-Diabas an einen Blumenkohl und ist selbst für den Anfänger leicht zu bestimmen. Er gehört zu den wenigen Steinen, die trocken besser erkennbar sind als nass.
Beim Kinne-Diabas sind 2–8 mm große, grauschwarze Augitkristalle von ca. 1 mm langen Plagioklasleisten durchwachsen und bilden rundliche Nester oder Knoten. Zwischen diesen Nestern befindet sich Olivin

in kleinen Körnern (nur mit der Lupe zu erkennen), die zu grünlichem Serpentin oder rötlichem Rost verwittert sein können.

Heilwirkung

Auf der körperlichen Ebene:

Der Kinne-Diabas wirkt beruhigend sowie stärkend auf das Herz und mildert Stress-Symptome. Darüber hinaus entsäuert und entgiftet dieser Stein sehr stark. Er befreit den Körper (Gelenke, Gewebe, Gefäße und Organe) von aufgenommenen Umweltgiften und abgelagerten Schlacken.

Durch seinen hohen Anteil an Augit und Olivin (zum Teil in verwitterter Form als Serpentin) kann er die Aufnahme von Mineralien in den Körper fördern und Mineralstoffmangel (besonders Kalziummangel) beheben oder mildern helfen.

Seine stärkste Wirkung entfaltet der Stein, wenn er für längere Zeit auf der Haut getragen wird. Halten Sie möglichst 1- bis 2-mal täglich einen faustgroßen Stein für etwa 15 Minuten in der Hand oder legen Sie ihn über Nacht an das Fußende des Bettes.

Aber Vorsicht! Es können starke Entgiftungssymptome auftreten, wie z. B. Kopfschmerzen, Schwindel oder Übelkeit. In diesem Falle sollte der Stein zunächst nur kurzzeitig und in größeren zeitlichen Abstän-

den verwendet werden.

Auf der psychischen Ebene:

Wie auf der körperlichen Ebene findet auch hier eine tiefgreifende Entgiftung statt.

Ebenso wie wir unseren Körper mit falscher Nahrung oder durch Umwelteinflüsse vergiften können, geschieht dies auch mit negativen Gefühlen oder destruktiven Gedankenmustern, die tief im Unterbewusstsein gespeichert werden und unsere Handlungen von dort aus steuern.

Der Kinne-Diabas fördert das Erkennen sowie Loslassen dieser negativen Gedankenmuster und unterstützt folglich die Persönlichkeitsbildung in hohem Maße.

Anwendung

Auflegen, Steinwasser nach der Einstrahlmethode für die innere Anwendung

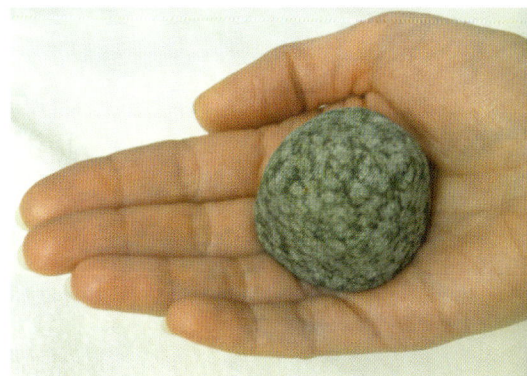

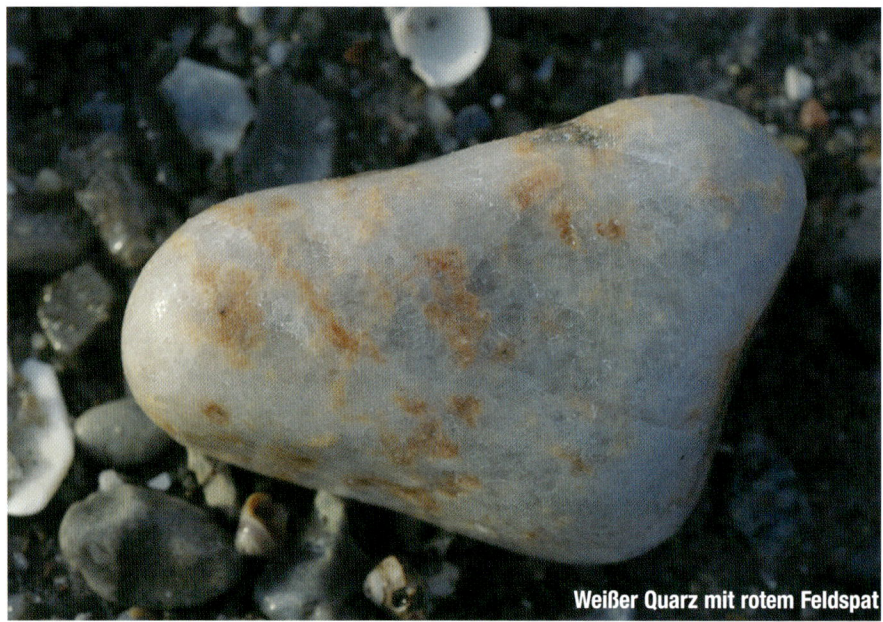

Weißer Quarz mit rotem Feldspat

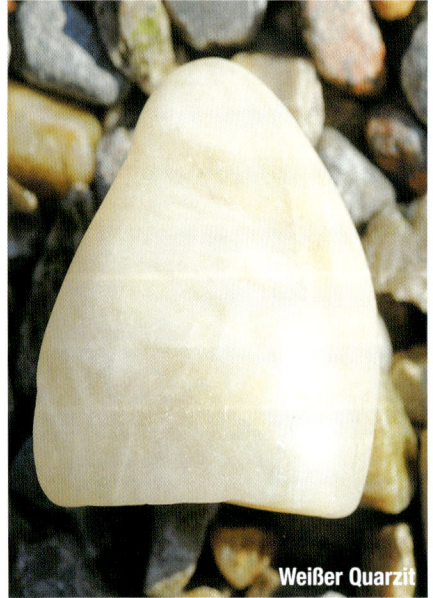

Weißer Quarzit

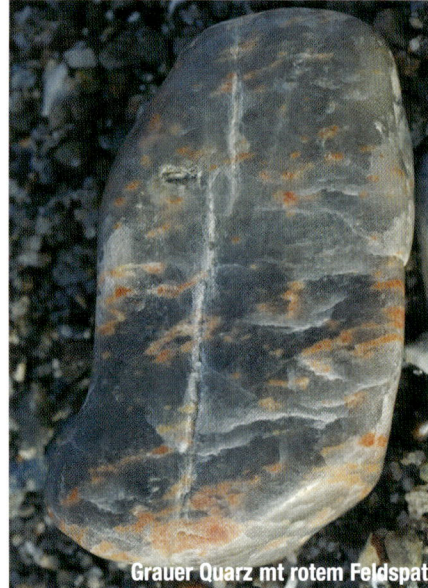

Grauer Quarz mt rotem Feldspat

Quarz/Quarzit

Quarz: Magmatit
Quarzit: Metamorphit
metaporph überprägter Sandstein

Wirkungsbereich: Lunge, Magen, Darm und Zirbeldrüse, regt den Stoffwechsel an, Klarheit

Herkunft: Quarz und Quarzit kann aus dem gesamten skandinavischen Raum stammen

Alter: Quarzit: 100 bis 200 Millionen Jahre
Quarz bis zu 1,6 Milliarden Jahre

SiO_2, Härte 7

Entstehung und Erkennungs- merkmale

Quarz kommt in zahlreichen Gesteinen vor. In Graniten und Gneisen gehört Quarz neben Feldspat und Glimmer zum wichtigsten Mineral. In Rissen, Gängen und Hohlräumen magmatischer Gesteine bildet sich oft Quarz, der aus hydrothermalen Lösungen unter hohem Druck auskristallisiert. Quarze bilden im Gegensatz zum Quarzit immer eine Kristallstruktur. Bruchstücke dieser Quarzadern sind häufig am Strand, auf den Feldern und den Sandböden der Heide zu finden. Wer den Sand

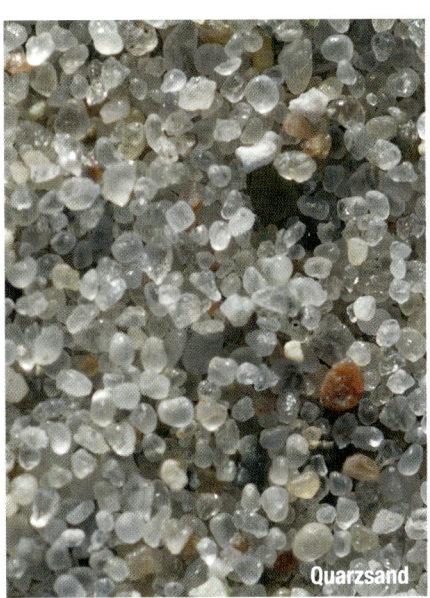
Quarzsand

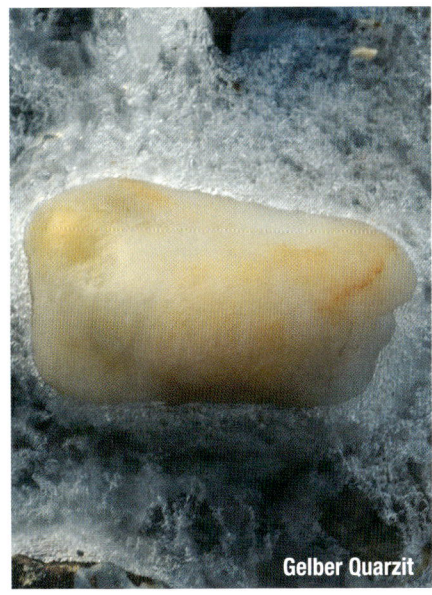
Gelber Quarzit

39

einmal näher betrachtet, wird viele kleine klare und weiße Quarze entdecken. Neben klaren und durchscheinend weißen Quarzen lassen sich am Strand auch gelbbraune, violette, blaue und graue Quarze finden.

Quarzit entsteht durch Metamorphose aus Quarzsand, der bei der Gebirgsbildung tief in die Erde gepresst und durch tektonische Wärme geschmolzen wurde. Beim Quarzit haben sich keine größeren Kristalle gebildet. Das Gestein ist durchscheinend bis undurchsichtig und bricht muschelartig. Quarzit ist meistens weiß kann aber von anderen Mineralien eingefärbt sein. Durch Eisen nimmt Quarzit eine rotbraune bis gelbliche Farbe an, Mangan färbt ihn violett und Graphit dunkelgrau.

Heilwirkung

Auf der körperlichen Ebene:

Der milchig-weiße Quarz oder Quarzit hat eine ausgleichende Wirkung

Grauer Quarz *Die Streifen aus Kalifeldspat weisen darauf hin, dass dieser graue Quarz aus einer Quarzader eines Granites oder Gneises stammt.*

Grauer Quarz oder Quarzit ist hervorragend als Antistrahlenstein für TV, Computer und Handy einsetzbar.

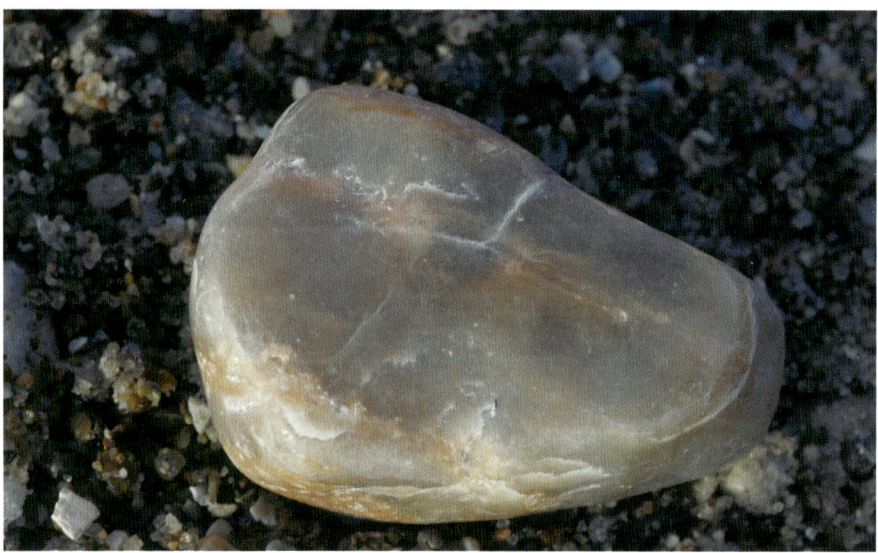

auf die Blutfette. Beide Steine unterstützen auch Lunge, Magen, Darm und Zirbeldrüse, regen den Stoffwechsel an und bringen Energie in unterversorgte Organe.

Außerdem stärken Quarz und Quarzit die Sehkraft und helfen bei Bindehautreizungen sowie anderen Augenentzündungen. Einen positiven Einfluss haben die Steine auf die Hormonproduktion, unter anderem von Östrogen, Adrenalin und Testosteron.

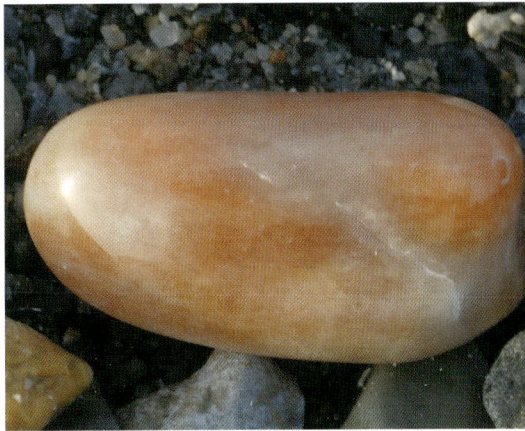

Auf der psychischen Ebene:

Quarz und Quarzit harmonisieren den Energiefluss zwischen Körper, Geist und Seele, sorgen für mehr Klarheit und lassen uns Ursachen von Krankheiten besser erkennen. Quarzite entfalten ihre Energie langsam, Quarze etwas schneller. Beide Steine erfordern jedoch eine längere, regelmäßige Anwendung, um eine spürbare Wirkung zu erreichen. Durch ihre Reinheit führen uns weiße oder klare Quarze und Quarzite an unser ureigenes Inneres. Wir haben somit die Möglichkeit, unsere Lebensaufgaben zu erkennen.

Durch Eisen gelb oder rötlich gefärbter Quarzit wirkt direkt auf die Bauchspeicheldrüse. Er wirkt stärker aktivierend und nicht so ausgleichend wie der weiße. Er regt verstärkt Stoffwechsel und Verdauung an und kann die Auswirkungen von Diabetes lindern. Der gelbe und rötliche Quarz oder Quarzit sollte bei hohem Blutdruck mit Vorsicht angewandt werden.

Anwendung

Auflegen, Steinwasser für die innere Anwendung, Umschläge, Badewasser und Güsse.

Quarzit für die Heiß & EisMassage in Verbindung mit Basalt

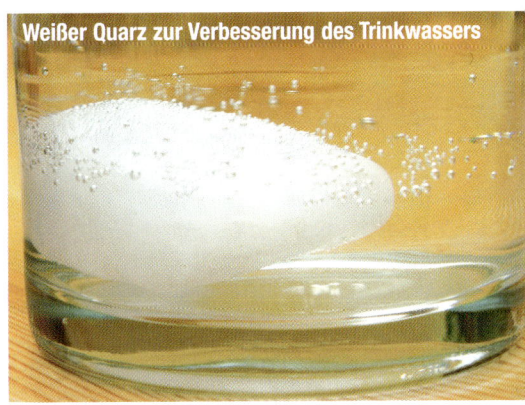

Weißer Quarz zur Verbesserung des Trinkwassers

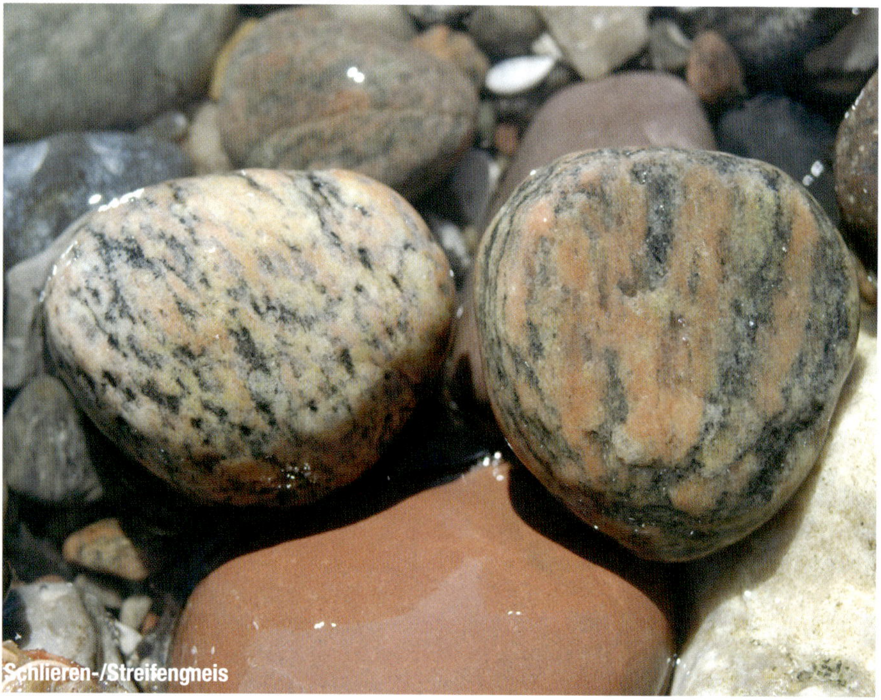

Schlieren-/Streifengneis

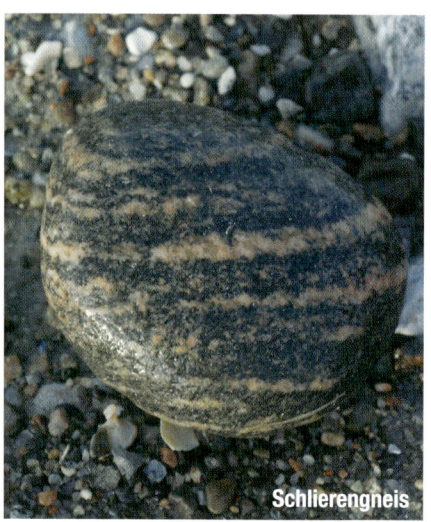

Schlierengneis

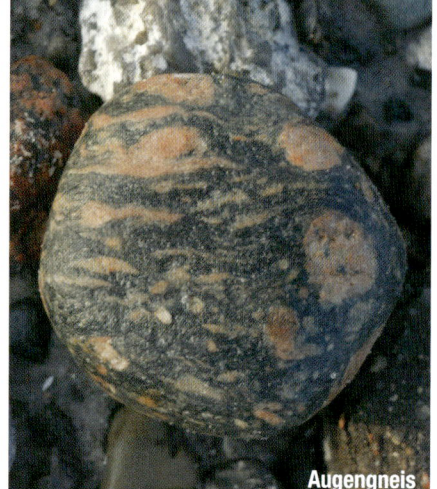

Augengneis

Gneis

Metamorphit

Wirkungsbereich: Immunsystem, Stoffwechsel, Herz, Wohlbefinden

Herkunft: Skandinavien

Alter: Älter als 1 Milliarde Jahre

Entstehung und Erkennungsmerkmale

Durch tektonische Aktivitäten wurden Gesteine (z. B. Granite) bis zu einige Kilometer tiefer in die Erdkruste gedrückt. Während dieses Vorgangs wurden die einzelnen Mineralkörner des ursprünglichen Gesteins verformt und ausgewalzt. Alle Gneise weisen eine typische Bänderung auf. Der Augengneis hat durch die Metamorphose neben einer meist feinen Schlierenbänderung deutlich dickere „Augen".
Als Strelfengneis erhält er eine typische, durchgehende Bänderung. Beim Schlierengneis ist die Bänderung unterbrochen und die Streifung verläuft nicht durch den gesamten Stein.

Heilwirkung

Auf der körperlichen Ebene:
Beim Gneis ist ebenso wie beim Granit die Wirkung abhängig von Menge und Art der enthaltenen Mineralien. Gneis mit einem hohen Anteil an rotem Feldspat ist ein kräftiger Energiestein, der die Thymusdrüse stärkt und dadurch die Immunität unterstützt. Er wirkt ausgleichend auf das Herz, aktiviert Kreislauf sowie Stoffwechsel und schafft damit im gesamten Körper ein harmonisches Gleichgewicht, was zu mehr Wohlbefinden führt.
Der Augengneis regt darüber hinaus den Lymphfluss an und unterstützt die Entgiftung.

Auf der psychischen Ebene:
Gneise fördern den Lebensfluss, indem sie alle Chakren vom Scheitel- bis zum Wurzelchakra mit Energie versorgen und den Energiefluss in den Chakren von störenden Einflüssen befreien. Sie stärken das Selbstwertgefühl und die verbale wie nonverbale Ausdruckskraft.
Wie bei allen Steinen mit einer deutlichen Richtung der Streifung sollte der jeweilige Stein immer so aufgelegt werden, dass die Streifung mit der Längsrichtung der Energiebahnen im Körper identisch ist.

Anwendung

Auflegen, Steinwasser nach der Einstrahlmethode, Umschläge, Badewasser und Güsse

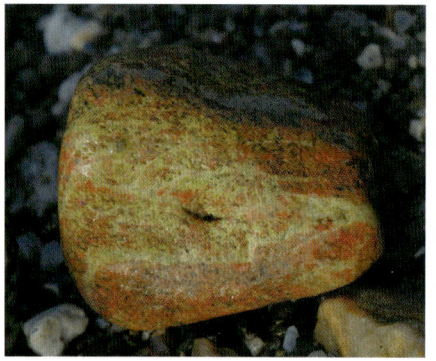
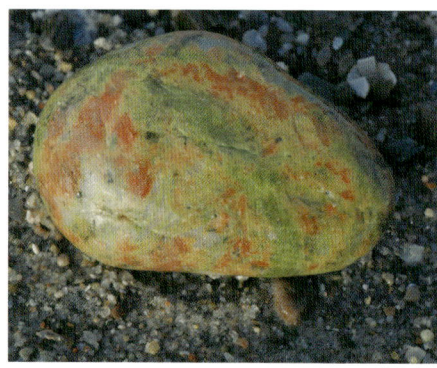
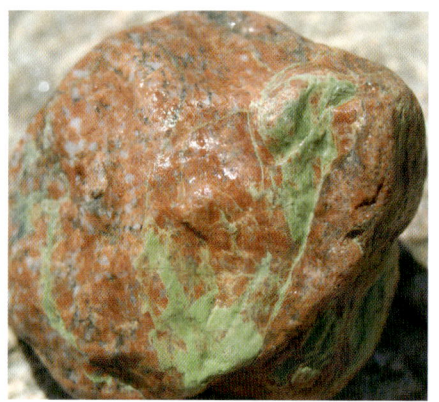
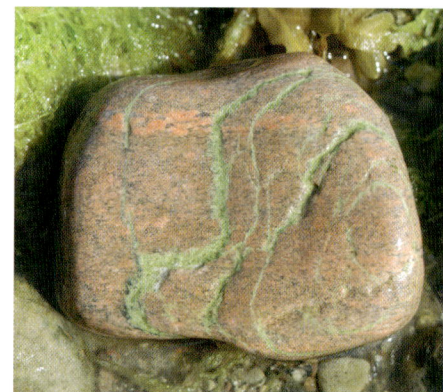

Metamorphit

Wirkungsbereich: Immunsystem, Drüsen, Genitalbereich, Herzchakra, Geduld

Herkunft: Schweden, Norwegen

Alter: Älter als 1 Milliarde Jahre

Entstehung und Erkennungsmerkmale

Die dunkelgrünen bis gelbgrünen Epidot-Kristalle entstehen überwiegend durch Metamorphose aus Plagioklas bei Temperaturen zwischen 200 und 375 °C. Größere Epidot-Kristalle kommen selten vor. Gewöhnlich bildet das Mineral Adern oder winzige Körner in unterschiedlichen

Gesteinen. Häufig lassen sich an den Stränden rote Granite oder Gneise finden, die von grünen Epidot-Adern mit einer Stärke von ein bis fünf Millimeter durchzogen sind. Es handelt sich dabei um tektonisch zerbrochenes Gestein, in dessen Spalten sich Epidot gebildet hat. Diese Steine entsprechen in ihrer Wirkung dem Unakit, der nur aus Epidot und rotem Feldspat besteht. In dieser reinen Form kommt er am Strand jedoch sehr selten vor.

Steine mit Epidotadern sind in trockenem Zustand nicht leicht zu erkennen. Trocken wirkt Epidot recht unscheinbar, eher grau als grün. Erst der nasse Stein lässt die intensive Farbe erkennen.

Da Epidot ein relativ weiches Mineral ist, brechen die Steine oftmals an den Epidotadern. Diese Steine bieten sich besonders gut zum Auflegen an, weil damit großflächig ein Austausch der Schwingungen erfolgen kann.

Heilwirkung

Auf der körperlichen Ebene:
Epidot wirkt aufbauend und stärkend. Er unterstützt die Immunität und fördert die Erholung nach kräftezehrenden Krankheiten beziehungsweise Erschöpfungszuständen.

Durch ihn kann das Zusammenspiel der Drüsen harmonisiert werden. Auf den weiblichen und männlichen Genitalbereich wirkt Epidot stark entkrampfend.

Um seine Wirkung voll entfalten zu können, sollte der Stein am besten als Anhänger oder in der Hosentasche getragen bzw. (bei größeren Steinen) über Nacht neben das Bett gelegt werden.

Auf der psychischen Ebene:
Epidot hilft, die eigenen Herzens-Wünsche zu erkennen und diese zum richtigen Zeitpunkt schrittweise zu verwirklichen. Hierfür verleiht er die erforderliche Kraft und Geduld.

Die intensivste Wirkung entsteht, wenn der Epidot auf das Stirn- oder Herzchakra gelegt wird.

Anwendung

Auflegen, Umschläge, Steinwasser nach der Einstrahlmethode für die innere Anwendung, Badewasser und Güsse

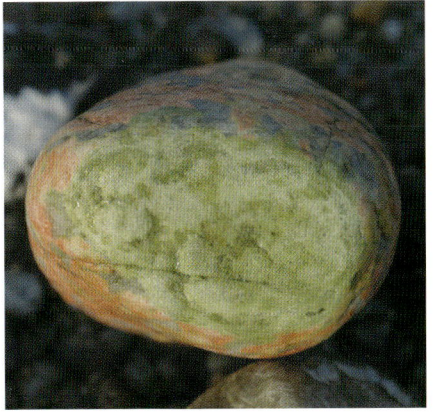

45

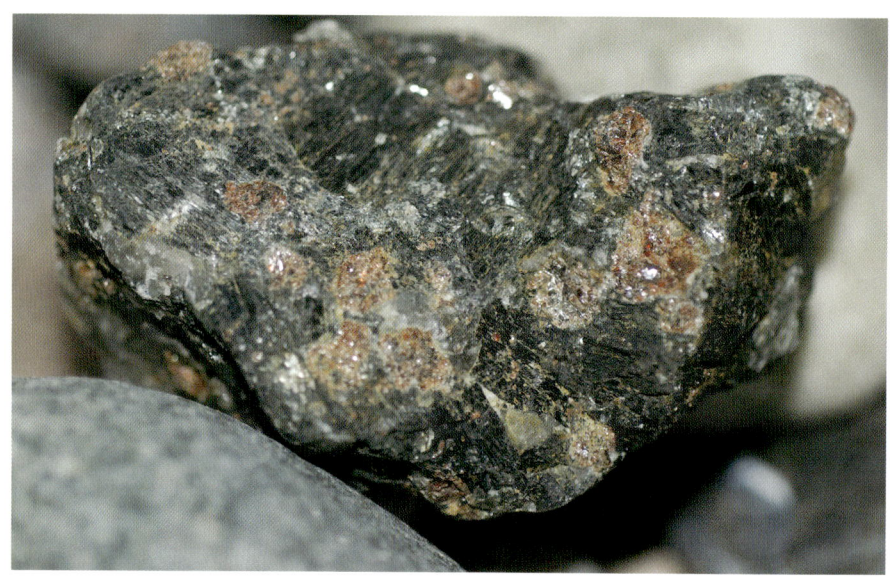

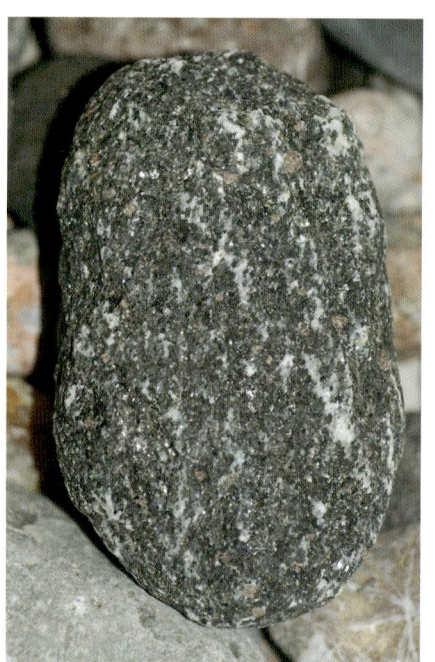

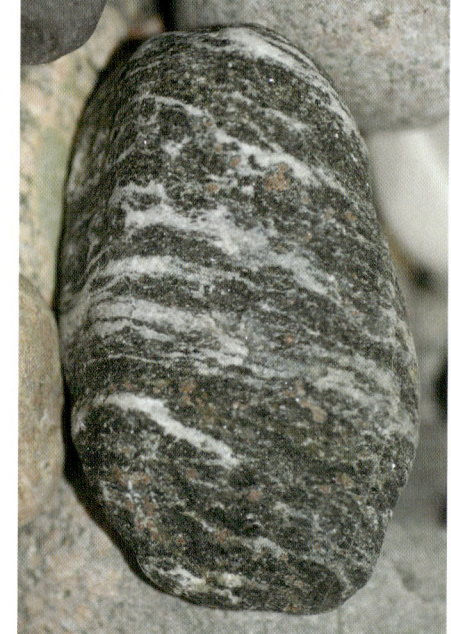

Granat-Metamorphit

Granat-Gneis/Granat-Amphibolit
Metamorphit

Wirkungsbereich: Stoffwechsel, Dünndarm, Geborgenheit Herz, Wohlbefinden

Herkunft: aus vielen Regionen Skandinaviens

Alter: Granat-Amphibolit 900 Millionen Jahre
Granat-Gneis über 1 Milliarde Jahre

Entstehung und Erkennungsmerkmale

Die roten bis purpurfarbenen Granat-Kristalle sind ein charakteristischer Bestandteil vieler Metamorphite. Besonders häufig treten sie im Amphibolit und im Gneis auf.
Amphibolit ist ein überwiegend dunkles, durch Methamorphose entstandenes Gestein mit Hornblende als Hauptmineral. Die hellen Schlieren bestehen aus weißer Plagioklas. Der Granat-Amphibolit enthält zudem Quarz und etwas Biotit sowie rote bis rotbraune oder rotviolette Granate. Bei verwitterten Steinen können die Granate rotbraune bis rostbraune Flecken hinterlassen. Die Größe der einzelnen Granat-Kristalle reicht von 1 mm bis zu 5 cm (selten), die meisten liegen zwischen 1 bis 3 mm. Granat-Gneis zeigt allgemein eine deutliche Bänderung, bestehend aus heller Plagioklas, rötlichen Feldspäten und dunklen Mineralien, aber die Einregelung der meisten Plagioklas- und Quarz- Minerale beim Amphibolit vermitteln auch den Eindruck einer Bänderung.

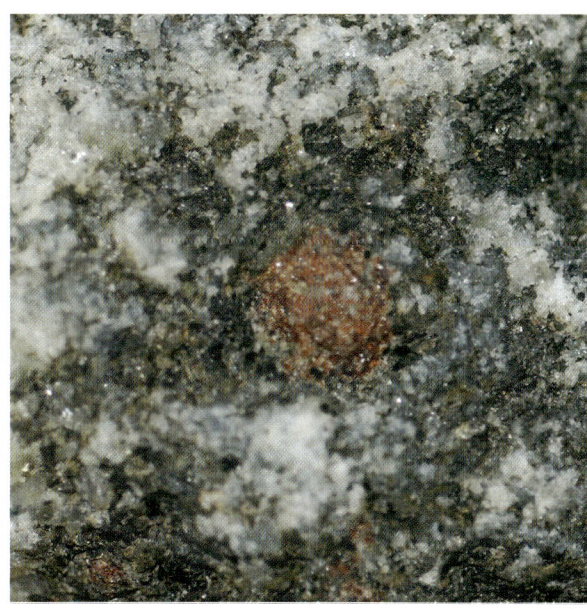

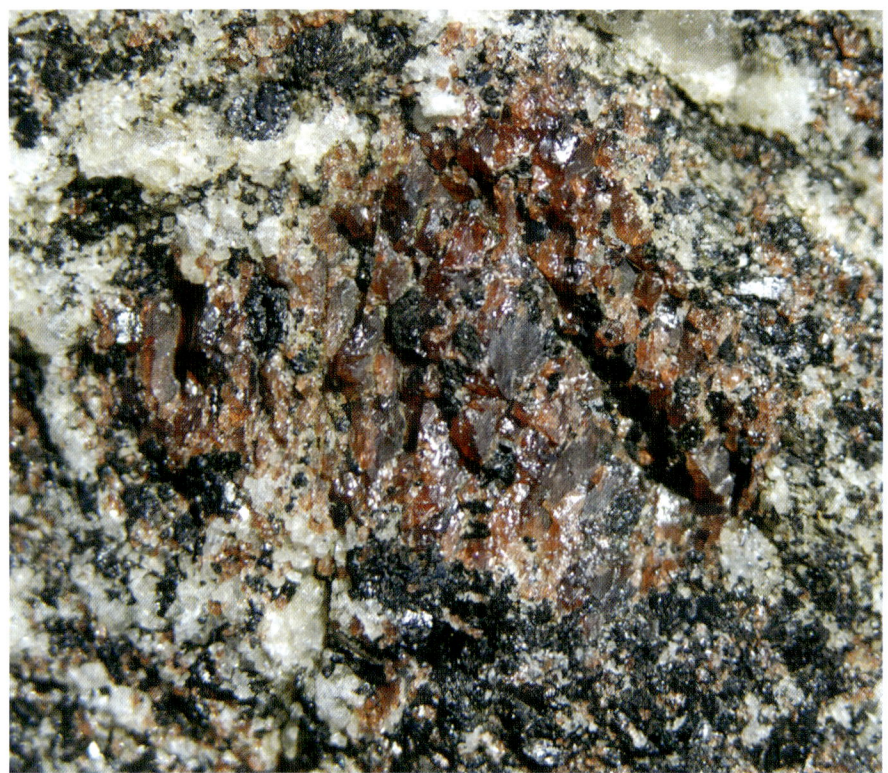

Heilwirkung

Auf der körperlichen Ebene:
Durch den Anteil von Granat-Kristallen wirken Granat-Metamorphite beruhigend auf das Herz und anregend auf den Stoffwechsel. Direkt auf den Körper (z. B. Herz- oder Nierenbereich) aufgelegt, aktivieren sie den Stoffwechsel der umliegenden Gewebe und Organe. Sie unterstützen das Immunsystem sowie die Funktion von Nieren, Blase und Dünndarm und können somit die Entschlackung des Körpers begünstigen.

Der Granat-Amphibolit fördert durch den hohen Anteil an Hornblende die Aufnahme von Mineralien und Spurenelementen im Körper.

Auf der psychischen Ebene:
Granat-Metamorphite stärken Herz- und Sakralchakra sowie die gesamte (emotionale) linke Körperhälfte. Dadurch vermitteln sie mehr

Lebensenergie, Rückhalt, Sicherheit, Zuversicht und Geborgenheit. Sie unterstützen aber auch die Fähigkeit, unterschiedliche, scheinbar unvereinbare Anteile der Persönlichkeit harmonisch zu verbinden. Das hat zur Folge, dass zwanghafte Anpassungen und innerer Druck abgebaut werden und psychosomatische Beschwerden gar nicht erst entstehen können.

Bei emotionalen Spannungen oder Leiden empfiehlt es sich, den Stein für einige Tage in seiner Nähe zu haben (z. B. am Schreibtisch oder neben dem Bett). Bitte auch hier daran denken, dass die Streifung parallel zu den Energiebahnen im Körper verlaufen sollte.

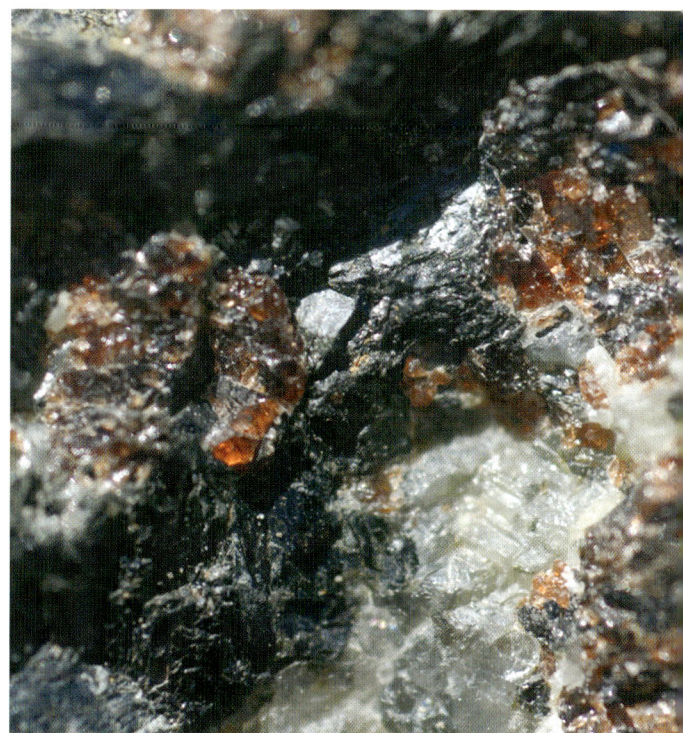

Anwendung

Auflegen, Umschläge, Steinwasser nach der Einstrahlmethode für die innere Anwendung, Badewasser und Güsse.

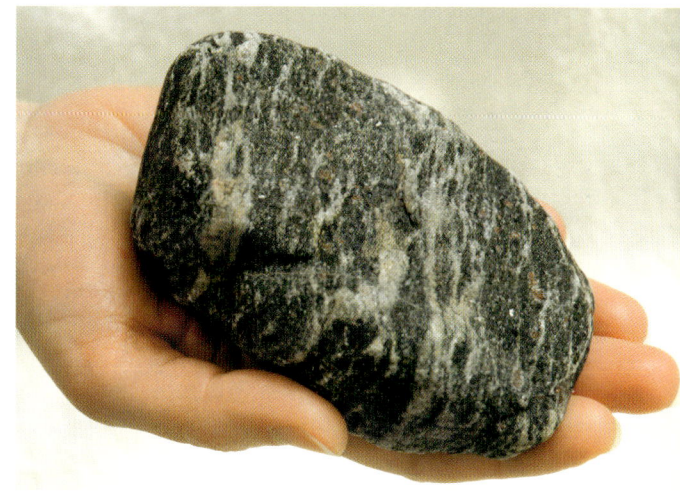

Limonit-Sandstein

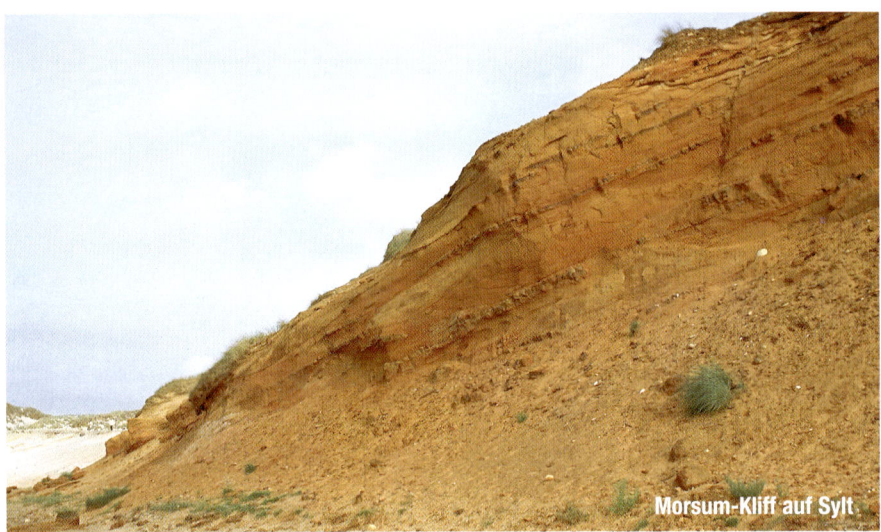

Morsum-Kliff auf Sylt

Sediment

Wirkung: Blutbildung, Immunsystem, Atmung, Lymphfluss, Lebenskraft

Alter: 10 bis 20 Millionen Jahre

Herkunft: Südschweden, Dänemark, Schleswig-Holstein

Entstehung und Erkennungsmerkmale

Das Morsum-Kliff an der Wattseite der Insel Sylt steht seit 1923 unter Naturschutz. Durch die Gletscher der Eiszeit wurden hier unterschied-liche Erdschichten, wie rotbrauner Limonitsandstein, hellbrauner Glimmerton und weißer Kaolinsand auf engem Raum zusammengepresst. Diese verschiedenen, bis zu 10 Millionen Jahre alten Erdschichten sind am Morsum-Kliff nicht über sondern nebeneinander in schräg laufenden Farbabstufungen zu finden. Ebenso liegen im Watt vor dem Kliff immer wieder Findlinge, die von den Eiszeitgletschern nach Sylt geschoben wurden. Das Kliff ist reich an Fossilien, doch findet man diese am Strand nur selten und das Graben und Klettern am Kliff ist strengstens verboten. Aufgrund der Fossilienfunde aus dem Kliff konnten Paläontologen rekonstruieren, welchen klimatischen Bedingungen Sylt vor Millionen von Jahren unterworfen war: So wird aufgrund der Funde im Glimmerton angenommen, dass das Klima vor 10 Millionen Jahren ähnlich dem der heutigen nordafrikanischen Atlantikküste entsprach und 70 % der Fläche des heutigen Schleswig-Holsteins unter Wasser lagen.

Limonit-Sandstein ist ein glimmerreicher Stein mit einem eisenhaltigen Bindemittel. Neben dem Morsum-Kliff auf Sylt kommt Limonit-Sandstein an zahlreichen regional begrenzten Stellen in Schleswig-Holstein, Dänemark und Südschweden vor.

Heilwirkung

Auf der körperlichen Ebene:
Limonit ist ein sehr kräftiger und aktivierender Heilstein. Er unterstützt die Blutbildung, das Immunsystem und die Atmung, stärkt die Knochen und Nägel und fördert darüber hinaus den Lymphfluss und die Entgiftung. Dieser Stein kann bei Mattigkeit und Erschöpfung sehr wirkungsvoll eingesetzt werden.
Bei akuten Infektionen und entzündlichen Prozessen sollte Limonit-Sandstein nicht angewendet werden. Er könnte den Energieüberschuss des erkrankten Bereiches noch verstärken.

Auf der psychischen Ebene:
Limonit gibt Schutz und Geborgenheit sowie mehr Zufriedenheit und Stabilität. Er unterstützt eine erfülltere Sichtweise auf das Leben, vom Überlebenskampf hin zu einem höheren Lebensziel. Er wirkt gegen Depressionen, Desinteresse sowie Lustlosigkeit und bringt wieder Schwung ins Leben.
Vorsicht: Limonit-Sandstein färbt stark und hinterlässt einen feinen rotbraunen Staub. Wird dieser feucht, entstehen schwer entfernbare Rostflecken. Beim Auflegen sollten Sie den Stein entweder direkt auf die Haut legen oder auf ein dünnes Baumwoll- bzw. Seidentuch.
Zum Tragen in der Hosentasche ist dieser Stein weniger geeignet.

Anwendung

Auflegen, Güsse

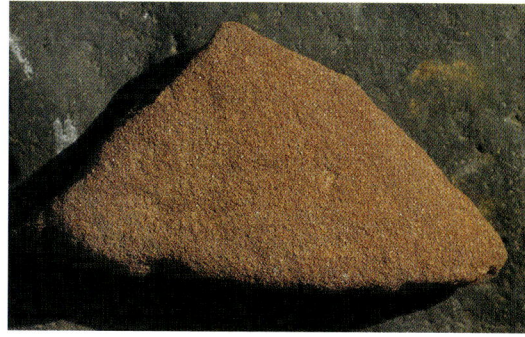

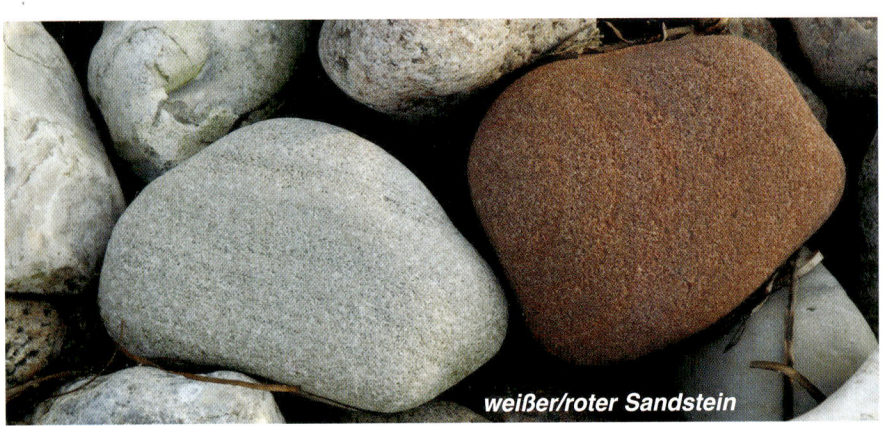

weißer/roter Sandstein

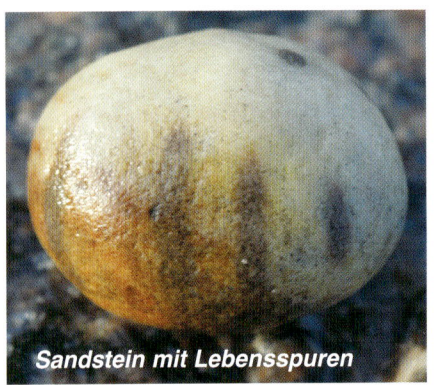

Sandstein mit Lebensspuren

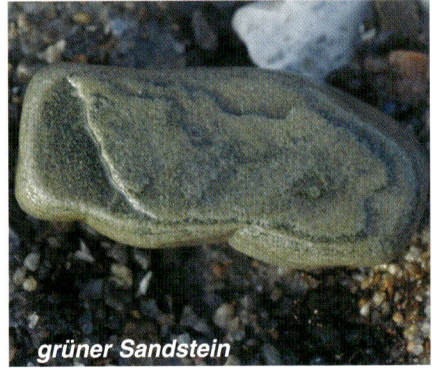

grüner Sandstein

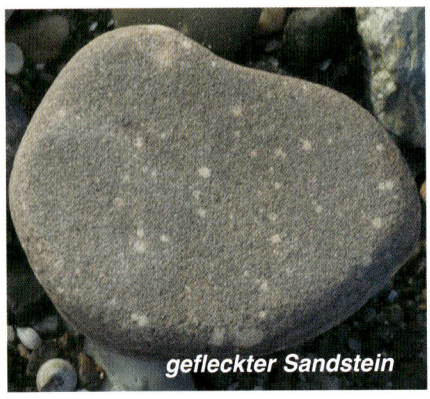

gefleckter Sandstein

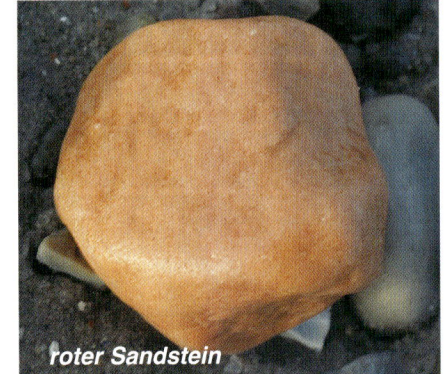

roter Sandstein

Sandstein

Sediment

Wirkungsbereich:
Roter und weißer Sandstein
Wirbelsäule, Nackenverspannungen, Gelenke, Energiefluss
Grüner Sandstein
Lymphsystem, Nieren, Darm, Entgiftung, Harmonisierung von Herz- und Halschakra

Herkunft: (roter und weißer Sandstein) Schweden, Ostseegrund bis Baltikum
(grüner Sandstein) überwiegend aus Südschweden und von Bornholm

Alter: 539 bis 570 Millionen Jahre
Die ältesten Sandsteine des Ostseeraumes werden auf 1,3 Milliarden Jahre geschätzt.

Entstehung und Erkennungsmerkmale

Sandsteine entstehen durch die Ablagerung von Sandkörnern.
Infolge durchsickernden Wassers sammelt sich in der nachfolgenden Periode Bindemittel zwischen den einzelnen Sandkörnern. Hoher Druck, der durch Erdverschiebungen oder Gebirgsbildung entstand, konnte die Sedimente weiter verfestigen. Sandsteine können sehr unterschiedliche Farben aufweisen. Von weiß über grün, grau und ocker bis zu kräftigem rot sind alle Abstufungen zu finden. Sandsteine können eine gleichmäßige Färbung oder eine deutliche Bänderung aufweisen. Lagerten sich unterschiedlich farbige Sedimente ab, entstand ein gestreiftes Gebilde, das später „zusammengebacken" wurde.
Die roten gebänderten Sandsteine sind vor 570 Millionen Jahren über dem Grundgebirge der Ostsee-Senke entstanden. Bei den roten gebänderten Sandsteinen ist die Schichtung besonders deutlich erkennbar. Die Rotfärbung entstand durch einsickerndes eisenhaltiges Wasser. Geht die Färbung durch alle Schichten, so fand dieser Prozess vermutlich erst am Ende der Entstehungsgeschichte des Steines statt. Sind nur einzelne Schichten gefärbt oder weist das Gestein weiße Streifen auf, dann lagerten sich bereits rötlich gefarbte und helle Sedimentschichten ab, bevor die Ablagerungen zu Sandstein wurden.
Bei Sandsteinen lassen sich mit bloßem Auge oder mit der Lupe immer einzelne Sandkörner erkennen. Auch an einer frischen Bruchstelle sind die einzelnen Sandkörner deutlich sichtbar.
Grüner Sandstein erhält seine Farbe durch einen hohen Anteil an kleinen, blanken, dunkelgrünen Körnchen

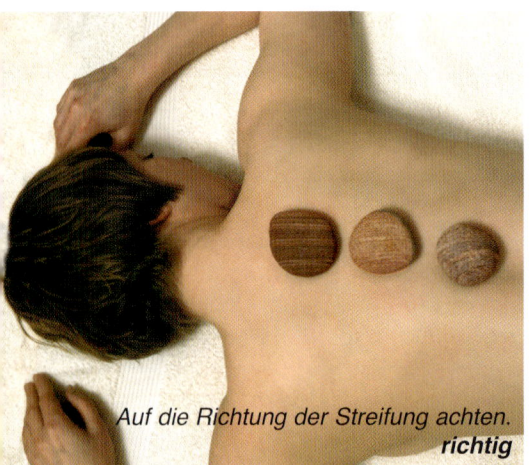

Auf die Richtung der Streifung achten.

richtig

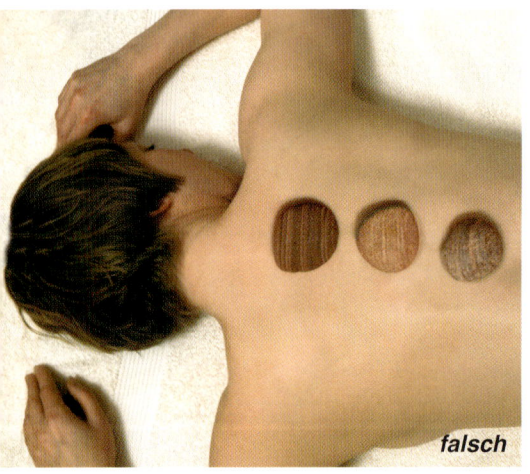

falsch

ten vom südlichen Dänemark bis Rügen häufig.

Im trockenen Zustand ist die Grünfärbung meist nur schwach, beim nassen Stein ist sie deutlich ausgeprägt.

Heilwirkung

Auf der körperlichen Ebene:

Rote Sandsteine sind starke Heilsteine, deren Energie oft schon deutlich wahrgenommen werden kann, wenn man die Steine in die Hand nimmt. Die roten Sandsteine unterstützen den Energiefluss entlang der Wirbelsäule deutlich stärker als die weißen. Sandsteine können Gelenkbeschwerden, Nackenverspannungen und Kopfschmerzen lindern.

Ebenso wie der weiße Sandstein verbessert auch der rote die Atmung. Der rote Sandstein wirkt jedoch stärker aktivierend. Er regt darüber hinaus auch die Verdauung an. Weiterhin fördert er den Lymphfluss und die Entgiftung.

Durch seine Anwendung werden die einzelnen Organe und die Haut besser versorgt.

Bei stärkeren Beschwerden an der Wirbelsäule oder an den Gelenken sowie bei Autoimmunerkrankungen sollte man vorsichtshalber den weißen oder weiß gebänderten Sandstein anwenden, da die Wirkung des roten Steines eventuell zu

des Minerals Glaukonit. Bei einigen Steinen sind die Körnchen mit der Lupe erkennbar. Glaukonit entsteht ausschließlich am Meeresboden und ist von der Zusammensetzung des Meersalzes abhängig. Den grünen oder auch glaukonischen Sandstein findet man an allen Küstenabschnit-

heftig sein kann und dann zu einer schmerzhaften Erstverschlimmerung führt.

Der grüne Sandstein wirkt von allen Sandsteinen am stärksten entgiftend. Dieser Prozess kann so deutlich werden, dass ein metallischer, salziger Geschmack im Mund wahrgenommen wird oder gar kurzzeitig Schüttelfrost auftritt.

Auch in den Nieren und im Darmbereich kann die Entgiftung durch verstärkte Aktivität der Organe wahrgenommen werden. Dieser Sandstein entgiftet jedoch nicht nur die Organe, sondern jede Zelle des Gewebes. Er unterstützt einen reibungslosen Abtransport der gespeicherten Ablagerungen über das Blutgefäß- und Lymphsystem.

Wenn dieser Stein verwendet wird, sollte man sich anschließend einige Zeit Ruhe gönnen, weil der Entgiftungsprozess Müdigkeit auslösen kann.

Auf der psychischen Ebene:
Weiße und rote Sandsteine aktivierten die Lebensenergie und fördern die geistige als auch spirituelle Weiterentwicklung.

Gestaute Energie oder Energieblockaden, die mit der Zeit zu psychosomatischen Erkrankungen führen können, lassen sich mit seiner Hilfe rechtzeitig erkennen.

Bei bereits vorhandenen psychosomatischen Beschwerden sollte anfangs nur ein weißer oder weiß gebänderter Sandstein kurzzeitig aufgelegt werden, da rote oder rot gebänderte den Energiestrom zu stark anregen.

Der grüne Sandstein stößt an emotionale Blockaden und zeigt uns diese deutlich auf körperlicher Ebene. Er aktiviert sehr stark das Hals- sowie Herzchakra und den Solarplexus, sorgt für eine gute Erdung und stimuliert den Energiestrom durch die Füße.

Anwendung

Auflegen, Umschläge, Steinwasser nach der Einstrahlmethode für die innere Anwendung, Badewasser und Güsse

Roter gebänderter Sandstein

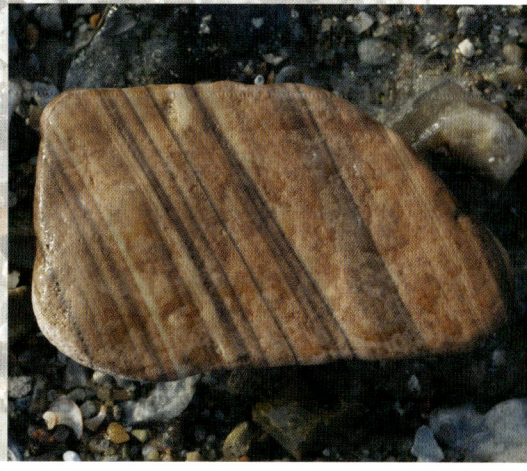

Faserkalk

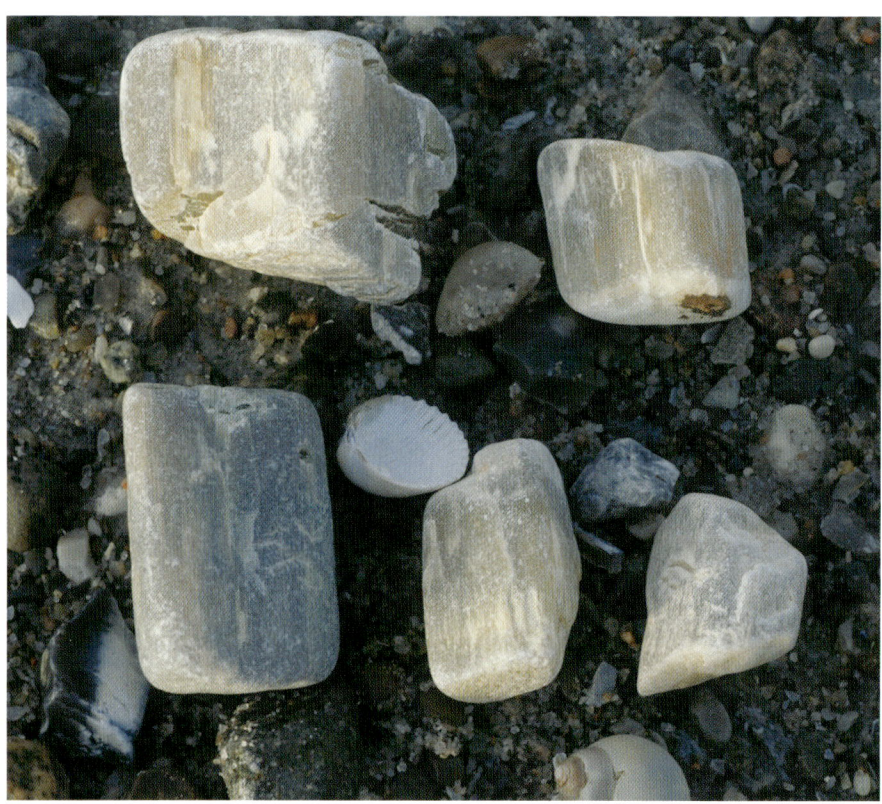

Sediment

Wirkungsbereich: Nervenentzündungen, Knochen, niedriger Blutdruck, Energiefluss

Herkunft: Ostsee zwischen Schlei und Rügen

Alter: 50 Millionen Jahre

Entstehung und Erkennungsmerkmale

Faserkalk findet man am häufigsten an der schleswig-holsteinischen Nordostküste. Südlich der Elbe wird Faserkalk kaum zu finden sein. Faserkalk entstand vor 50 Millionen Jahren, als sich kristalliner Kalk in tonreichen, bodennahen Erdschichten auf dem heutigen Ostseegrund zwischen der Schlei und Rügen bildete. Marmorähnliche Kalzitkristalle wuchsen von einer horizontalen Erdschicht ausgehend nach oben und unten. Dadurch entstanden zusammenhängende faserige Röhrchen, die an versteinertes Holz erinnern, doch nichts mit Fossilien zu tun haben.

Der gelbliche bis graugrüne Stein ist opak bis schwach durchscheinend und kann gelegentlich dunklere Einschlüsse von Vulkanasche aufweisen. Diese stammt von Vulkanen, die vor 50 Millionen Jahren im Gebiet der Faröer-Inseln aktiv waren und ihre Asche in die Atmosphäre schleuderten.

Faserkalk war bei friesischen Frauen ein beliebter Schmuckstein. Er wurde als geschliffener Stein unter dem Namen Ostsee-Jade gehandelt und gern als Ersatz für Bernstein getragen.

Heilwirkung

Auf der körperlichen Ebene:
Faserkalk stärkt das Immunsystem und regt den Kreislauf an (Vorsicht bei Bluthochdruck). Er lindert Spannungskopfschmerzen und Nackenverspannungen. Bei Nervenentzündungen kann er direkt auf die schmerzende Stelle gelegt werden, dazu sollten die Fasern des Steines längs der Energiebahnen des Körpers verlaufen.

Wie alle Kalksteine festigt auch der Faserkalk Knochen und Zähne. Weiterhin unterstützt er die Tätigkeit von Schilddrüse, Milz und Bauchspeicheldrüse.

Auf der psychischen Ebene:
Der Faserkalk harmonisiert den Energiefluss zwischen allen sieben Hauptchakren. Er verhilft zu innerer Klarheit sowie emotionaler Sicherheit und stärkt das Selbstvertrauen. Gelegentlich werden uns dadurch Angstblockaden bewusst, die sich mit Hilfe des Steines auflösen können.

Anwendung

Auflegen, Umschläge, Steinwasser nach der Einstrahlmethode für die innere und äußere Anwendung, Güsse

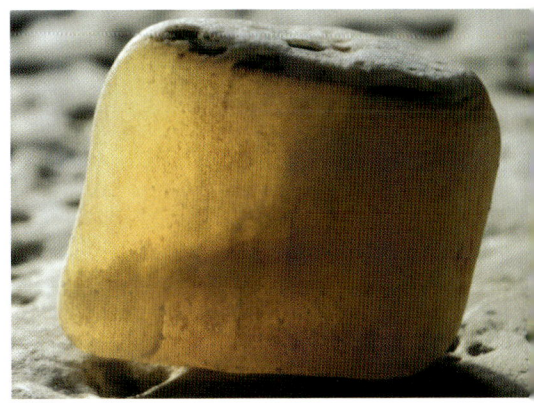

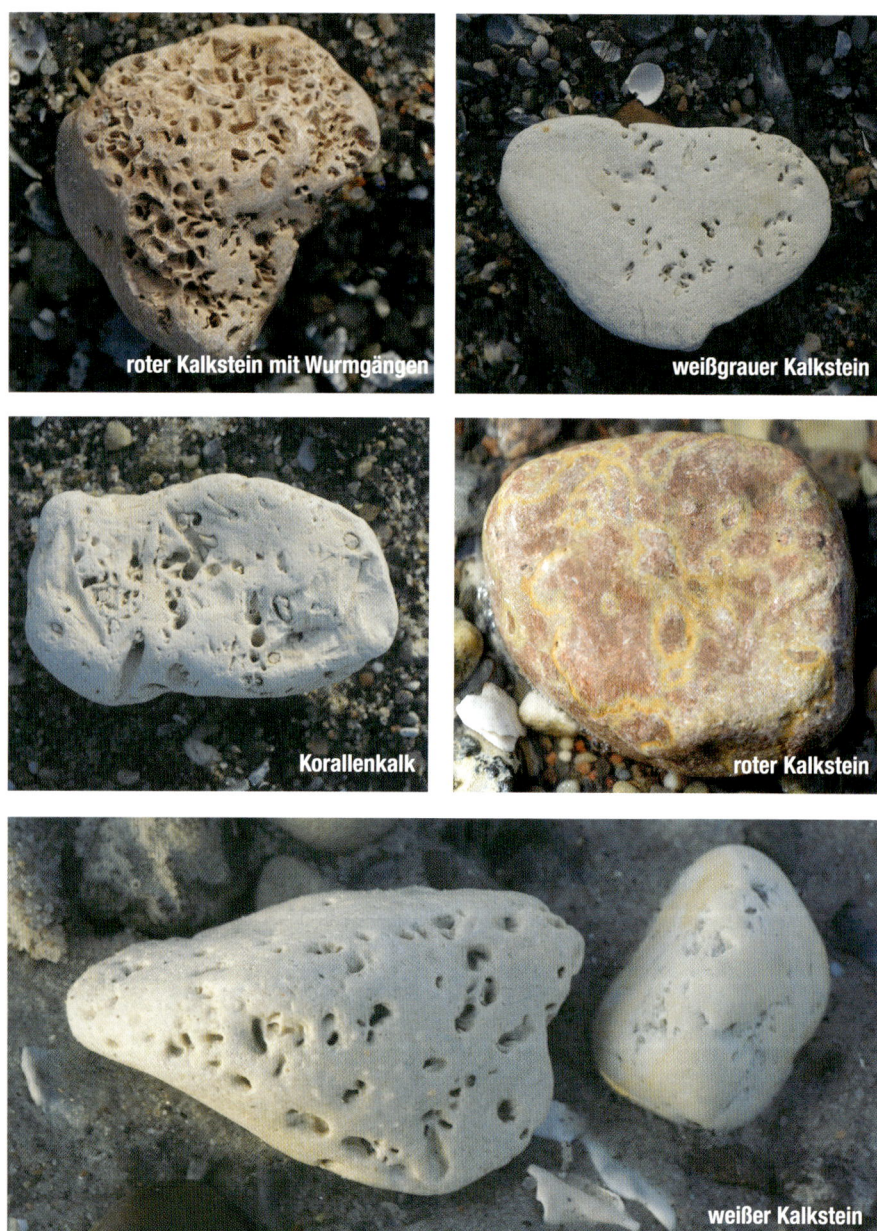

roter Kalkstein mit Wurmgängen

weißgrauer Kalkstein

Korallenkalk

roter Kalkstein

weißer Kalkstein

Kalkstein

Sediment
(Marmor Metamorphit)

Wirkungsbereich: Knochen, Zähne, Nieren, Atemwege, Schlaf

Herkunft: Skandinavien und Ostseegrund

Alter: 2 Milliarden bis 60 Millionen Jahre

Entstehung und Erkennungsmerkmale

Kalksteine bestehen aus Kalkspat $CaCo_3$, der überwiegend von Schalen und Skeletten urzeitlicher Lebewesen stammt. In Norddeutschland lassen sich Kalksteine unterschiedlichster Epochen finden. Die überwiegend zu findenden Kalksteine sind etwa 450 Millionen Jahre alt, nur der Korallenkalk ist wesentlich

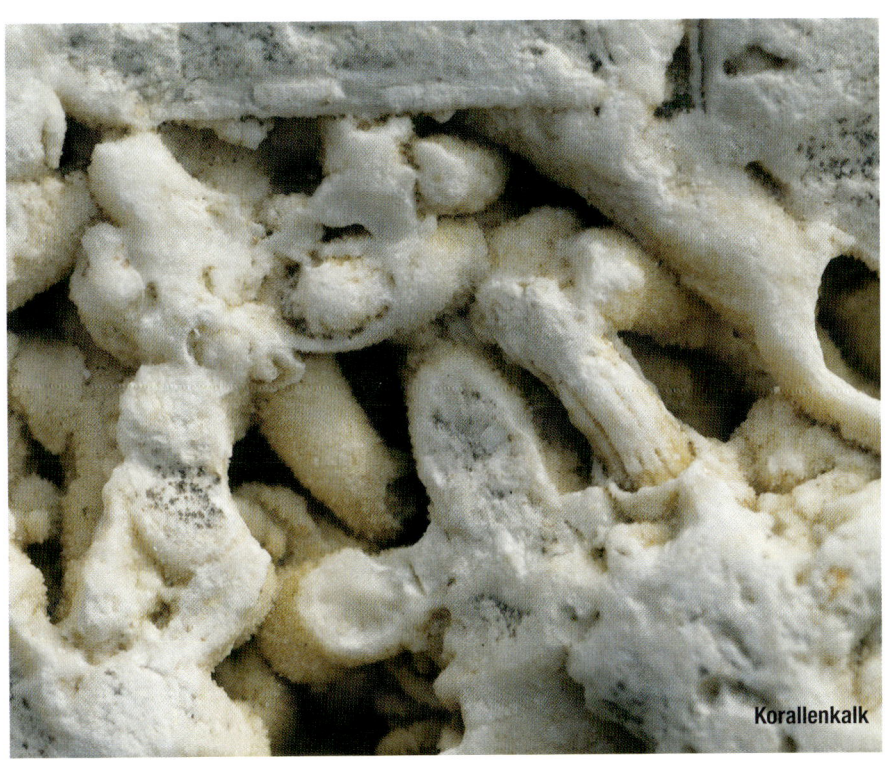

Korallenkalk

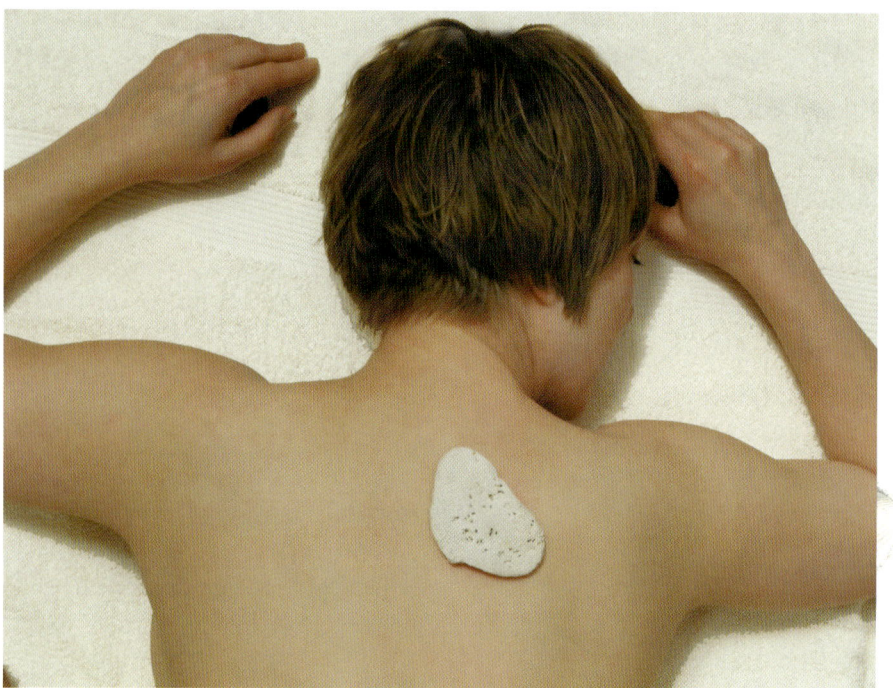

jünger, er entstand in der Kreidezeit vor 60 Millionen Jahren. Korallen-Kalk ist ein weißer bis schmutzig-weißer Kalkstein mit löcheriger Oberfläche.

Er entstand aus Korallenriffen. Neben dem Gebiet um Faxe kommt Korallen-Kalkstein aus dem Älteren Tertiär auch im südlichen Sjæland und um Limhamn in Schonen vor. Das Gebiet um Faxe ist jedoch das deutlich größte Korallenkalk-Vorkommen im Ostseeraum. Kalksteine haben gewöhnlich die Härte 3 und sind mit dem Fingernagel ritzbar. Marmor und Korallenkalk bilden

jedoch eine Ausnahme, sie sind härter und lassen sich nicht mit dem Fingernagel ritzen.

Der Rote Kalkstein, wie er z. B. auf Öland vorkommt, wirkt geschichtet und ist von gelblichen, gelegentlich auch schwach grünlichen Linien durchzogen.

Heilwirkung

Auf der körperlichen Ebene:

Kalksteine haben eine stabilisierende Wirkung auf die Wirbelsäule. Sie festigen Knochen, Zähne, Nägel und Haare. Besonders bei Kindern unterstützen sie die Knochenbildung sowie nach Verletzungen eine schnellere Heilung. Kalksteine regen die Durchblutung an, aktivieren die Schilddrüse, fördern die Aufnahme von Mineralien/Vitaminen und stärken die Nierenfunktion.

Auch auf die Atemwege üben Kalksteine eine positive Wirkung aus. Besonders Korallenkalk und der rote Kalkstein befreien Nebenhöhlen und Bronchien, unterstützen das Abhusten von zähflüssigen Sekreten und verbessern die Sauerstoffaufnahme.

Darüber hinaus wirkt der rote Kalkstein harmonisierend und wohltuend auf die Schilddrüse, stärkt die Eierstöcke bzw. Prostata.

Bei chronischen Entzündungen der Nasen-Nebenhöhlen oder Bronchien kann der rote Kalkstein, über einen längeren Zeitraum täglich angewendet, die Entzündung mildern (evtl. Erstverschlimmerung).

Er sollte dazu jedoch nicht direkt auf sondern neben den Entzündungsherd gelegt werden, um die überschüssige Energie abzuleiten.

Auf der psychischen Ebene:

Kalksteine harmonisieren die Aura und sorgen für mehr Ausgeglichenheit. Bei depressiven Verstimmungen sowie Schlafstörungen kann Korallenkalk sehr hilfreich sein.

Die Energie des roten Kalksteins kann von den Schläfen über die Wirbelsäule bis in den Beckenbereich wahrgenommen werden. Dieser rote Kalkstein verbessert den gesamten Energiefluss und stärkt die Aura, besonders den Solarplexusbereich und das Sakralchakra. Er fördert Selbstbewusstsein, Aktivität, Zuversicht und schafft Vertrauen sowie eine stärkere Erdverbundenheit.

Auf den Herz- und Dünndarm-Meridian wirkt der rote Kalkstein ausgleichend.

Anwendung

Auflegen, Umschläge, Steinwasser nach der Einstrahlmethode für die innere Anwendung, Badewasser und Güsse

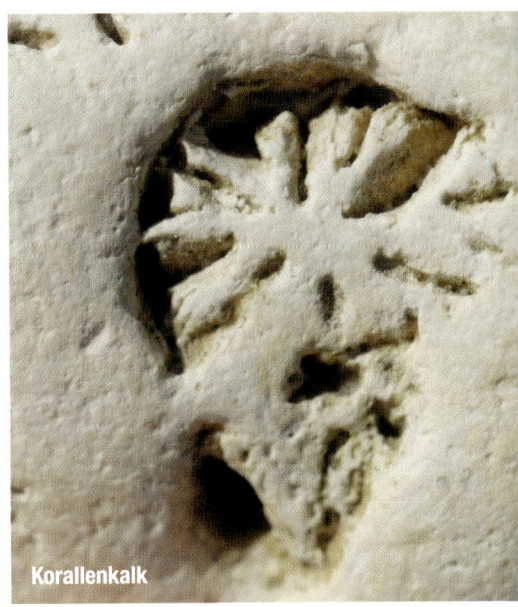

Korallenkalk

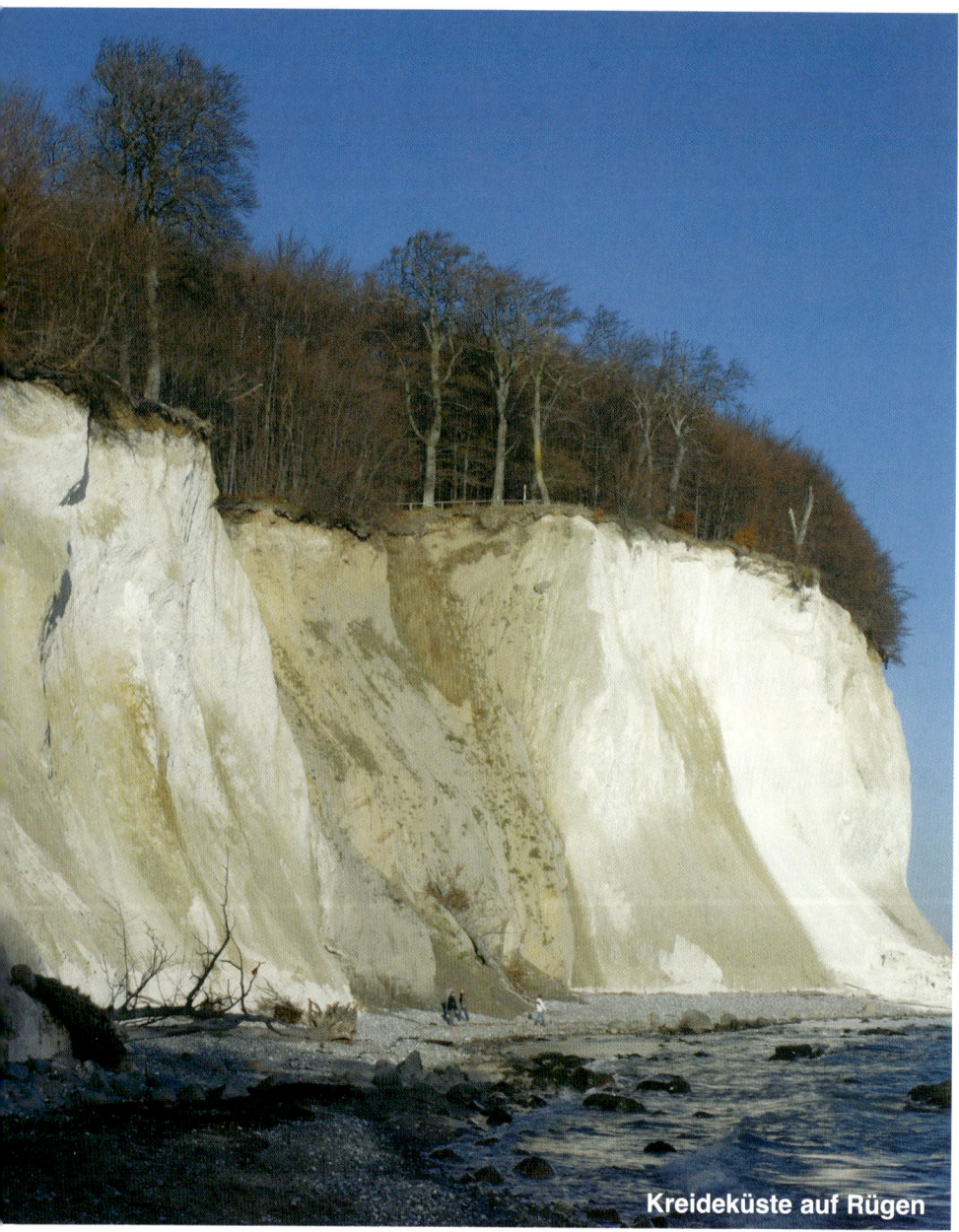

Kreideküste auf Rügen

Kreide-Kalk

Sediment

Wirkungsbereich: Wirbelsäule, Knochen, Gelenke, Muskeln, Stoffwechsel, Leistungsbereitschaft, *Kommunikation, Meditation*

Herkunft: Dänemark, Rügen

Alter: 70 Millionen Jahre

Entstehung und Erkennungsmerkmale

Kreide leitet sich vom lateinischen Wort terra crete ab und bedeutet gesiebte Erde. Kreide ist ein weißes, weiches, abfärbendes und abreibbares Gestein aus kohlesaurem Kalkschlamm. Kreide-Kalk entstand vor etwa 70 Millionen Jahren aus den Kalkplättchen winziger Mikrofossili-

en. Im Kreidemeer, das fast ganz Nordeuropa bedeckte und bis zu den Alpen reichte, bildete sich in Jahrtausenden ein 200 bis 400 Meter dicker Kreideschlamm, der unter Erddruck verdichtet wurde. Durch anschließende Erdverwerfungen gelangten die Kreideschichten an einigen Stellen, wie auf Rügen und Møn, an die Erdoberfläche. Der Hauptbestandteil der Kreide besteht aus Kalkspat. Glaukonit, Brauneisen und Kreidemergel (Ton) kommen in kleineren Mengen in der Grundmasse vor.

Die Kreideküsten von Møn und Rügen, die sich über 100 m steil aus dem Meer erheben, bestehen aus diesem weichen Gestein.

Da man mit Kreide auf anderen Steinen schreiben kann, wird sie auch als Schreibkreide bezeichnet. Die

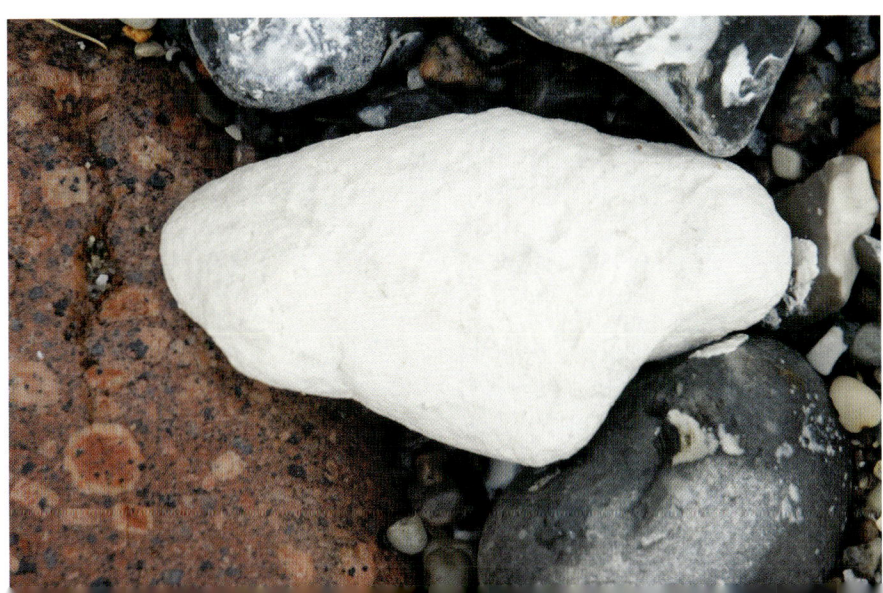

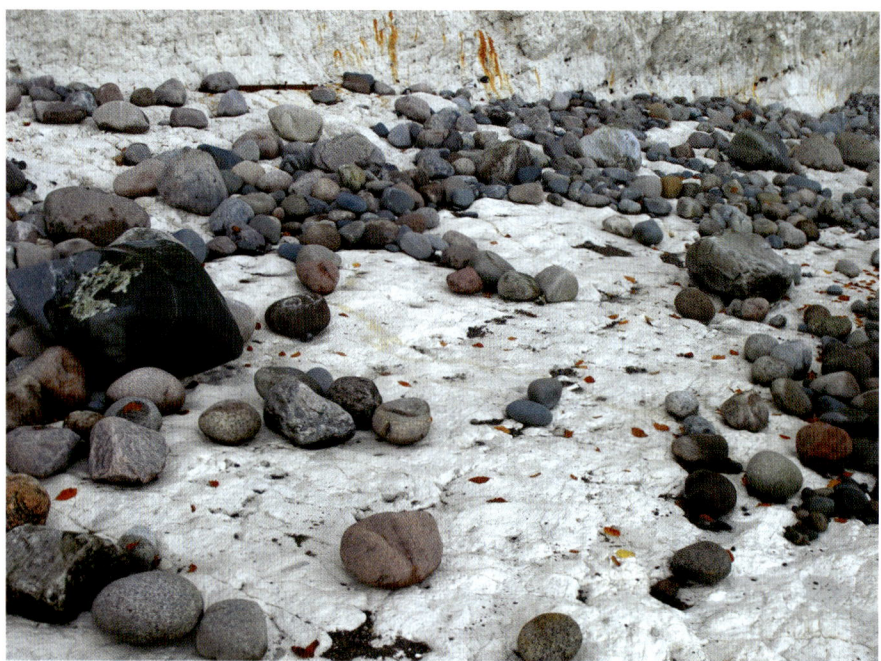

Strand vor den Kreidefelsen auf Rügen

heutige Schulkreide besteht nicht mehr aus Kreide sondern aus Gips, weil dessen Herstellung wesentlich einfacher ist.

Der Flint (Feuerstein) hat sich im Kreide-Kalk gebildet und an den erwähnten Steilküsten sind die Flint-knollen gut zu erkennen, die hier teil-weise ganze Bänder bilden.
Wurde früher die Kreide überwie-gend für die Düngemittel- und Far-benherstellung verwendet, gewinnt sie in den letzten Jahren für die Heil-behandlung immer mehr an Bedeu-tung und wird bei Stoffwechsel-störungen, Rheuma und Hautkrank-heiten eingesetzt. Dazu wird die Kreide industriell abgebaut, gerei-nigt, getrocknet und fein gemahlen. Zur Behandlung stellt man aus dem Kreidepulver einen Brei her, der auf die Haut aufgetragen wird. Damit die Kreide ihre Wirkung entfalten kann, benötigt sie eine Temperatur über 38 °C. Deshalb folgt dem Auftragen der Kreide ein etwa 30minütiger Auf-

Bild rechts: Flintader in der Kreide

enthalt im Dampfbad. Diese Anwendung bieten z. B. zahlreiche Thermen und Wellnesseinrichtungen auf der Insel Rügen an.

Heilwirkung

Auf der körperlichen Ebene:
Neben der bereits genannten Anwendungsmöglichkeit der Kreide kann sie aber auch zur Stärkung der Wirbelsäule sowie aller Knochen und Gelenke eingesetzt werden. Vorsicht! Bei starken Gelenkschmerzen kann es anfangs zu einer Erstverschlimmerung kommen. Bis sich die Energieblockade aufgelöst hat, sollte ein kleiner Stein nur kurzzeitig aufgelegt werden.
Kreide festigt auch die Zähne und fördert das Wachstum von Haaren und Nägeln. Sie verbessert die Versorgung der Muskulatur, vor allem die der Oberarme, Ober- und Unterschenkel. Außerdem regt sie die Durchblutung an, fördert darüber hinaus die Elastizität und Reinigung der Blutgefäße.

Menschen mit Arteriosklerose sollten diesen Stein anfangs jedoch nur kurzzeitig auflegen.

Auf der psychischen Ebene:
Kreide vermittelt innere Sicherheit, wirkt bei Unruhezuständen ausgleichend sowie beruhigend und kann bei depressiven Verstimmungen erfolgreich angewendet werden.
Der Leistungswille wird durch Kreide gefördert, besonders der von Kindern (Schule). Sie hilft ebenso einen klaren Kopf zu bewahren und unterstützt die verbale und nonverbale Kommunikationsbereitschaft.
Kreide ist gleichfalls ein ausgezeichneter Meditationsstein, da sie das Scheitelchakra weiter öffnet, den Energiefluss in allen sieben Hauptchakren fördert und damit die Aura stabilisiert.

Anwendung

Auflegen, Einreiben mit Kreideschlamm

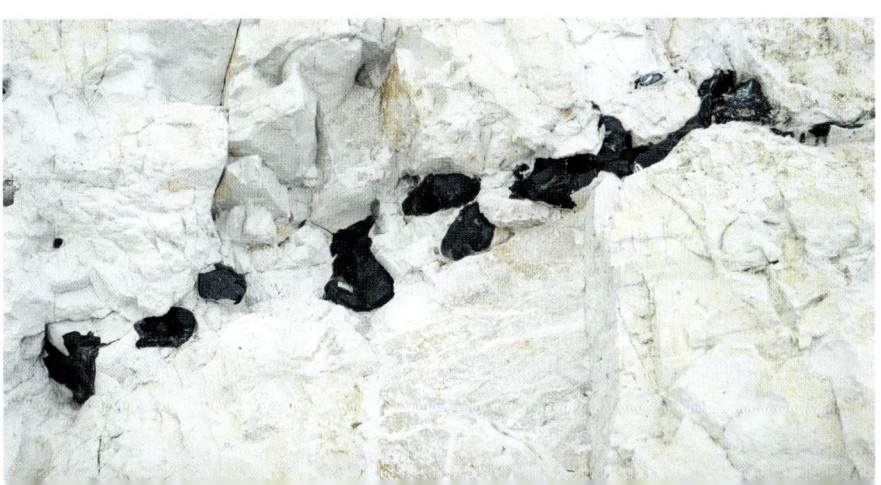

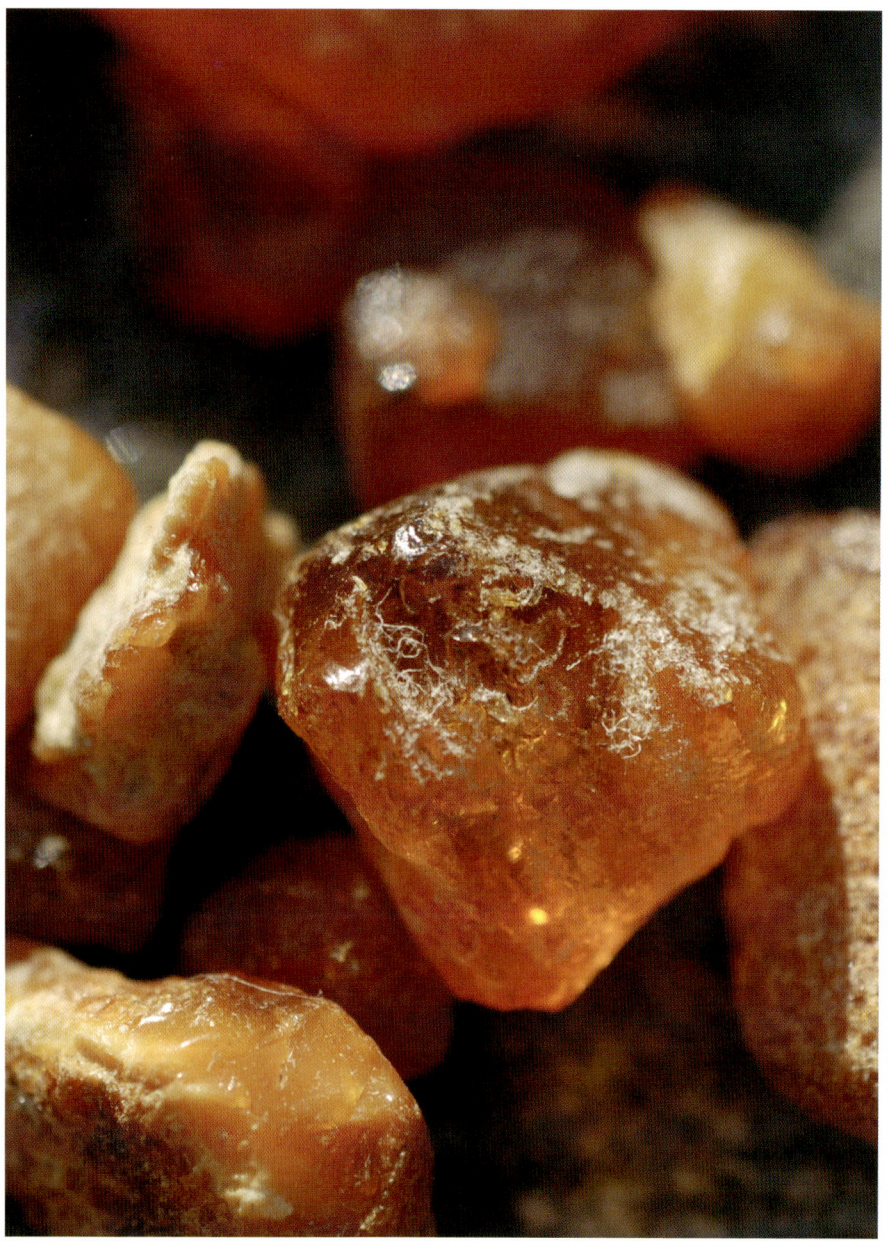

Bernstein

Sediment

Wirkungsbereich: Haut, Basen-Säure-Gleichgewicht, Magen, Darm, Leber, Galle, Nieren, Milz, Schutz

Herkunft: Ostseeraum und Baltikum

Alter: 40 bis 50 Millionen Jahre
C (75 %), H (10 %), O+S(15 %)
Härte 2,5

Entstehung und Erkennungsmerkmale

Bernstein ist ein fossiles Harz von Nadelbäumen, die vor etwa 40 bis 50 Millionen Jahren im Ostseeraum zwischen Schweden, Finnland und dem Baltikum wuchsen. Seine Farbe reicht von klar über weiß, hellgelb bis braunorange. Bernstein kann durchsichtig, durchscheinend oder undurchsichtig sein und sieht in ungeschliffenem Zustand oft recht unscheinbar aus. Etwa 80 % des an der Nord- und Ostsee gefundenen Bernsteins ist undurchsichtig. Der Name Bernstein stammt aus dem Niederdeutschen „bernen" und bedeutet soviel wie brennen, denn Bernstein ist brennbar.

Da Bernstein sehr leicht ist, (schwimmt in konzentriertem Salzwasser) hat man nach stürmischem Wetter (nach Weststürmen an der Nordseeküste und nach Oststürmen an der mecklenburgischen und

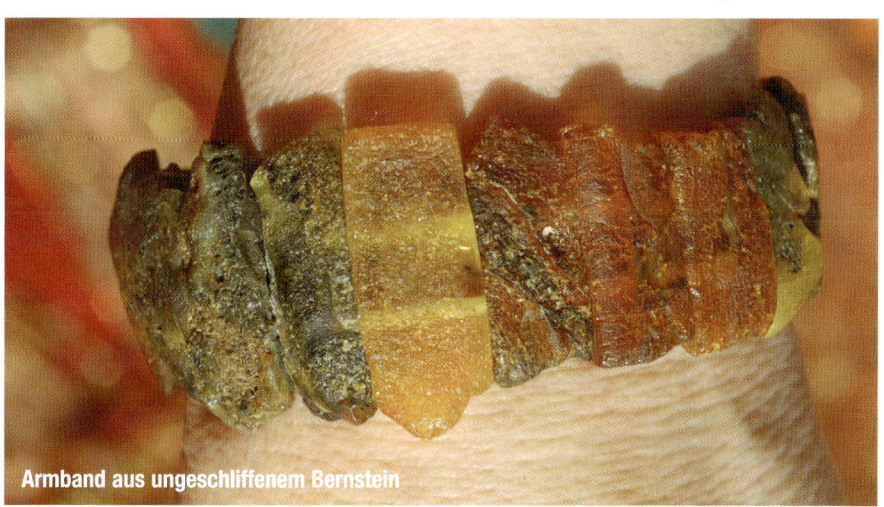
Armband aus ungeschliffenem Bernstein

schleswig-holsteinischen Ostseeküste) die größte Chance, diesen Stein an der Saumkante zwischen angespültem Seegras und Tang zu finden. Die größten Vorkommen liegen in Litauen und Polen. Aber auch im Osten der deutschen Ostseeküste, an der Nordfriesischen Küste, auf den Westseiten von Sylt, Amrum und Föhr ist Bernstein recht häufig.

Heilwirkung

Auf der körperlichen und psychischen Ebene:

Bernstein zählt zu den ältesten Heilsteinen der Erde. Schon im antiken Griechenland und bei den Arabern wurde die Heilwirkung des Bernsteins geschätzt. Besondere Wirkung wurde ihm bei allen Arten von Hautkrankheiten zugesprochen und als Amulett getragen sollte er vor bösen Geistern schützen.

Auf der körperlichen Ebene unterstützt Bernstein das Basen-Säure-Gleichgewicht, wirkt dadurch entgiftend und hilft somit bei Magen-, Darm-, Leber-, Gallen-, Nieren- und Milzleiden. Hautkrankheiten, die durch eine Fehlfunktion dieser Organe hervorgerufen werden, können durch Bernstein ebenfalls gemildert oder sogar geheilt werden. Dazu sollte er über einen längeren Zeitraum direkt auf der Haut getragen oder als Steinwasser bzw. Steinöl angewendet werden.

Seit Generationen ist bekannt, dass Bernsteinketten kleinen Kindern das Zahnen erleichtern.

Anwendung

Auflegen, Umschläge, Steinwasser, Steinöl

Reinigen

Wie wichtig die Reinigung der Heilsteine ist und wie sie gereinigt werden, ist auf Seite 84 beschrieben.

Schmucksteine, die am Körper getragen werden, sollten ebenfalls regelmäßig gereinigt werden. Bei Ketten oder Anhängern ist jedoch eine Reinigung unter fließendem Wasser nicht ratsam, da die Bohrungen oder das Auffädelband schwer trocknen bzw. Fassungen oxydieren können. Es ist daher empfehlenswert, Schmucksteine in einer Hämatitschale zu entladen und anschließend für einige Stunden oder über Nacht in einer Amethystdruse oder Bergkristallgruppe aufzuladen.

Ungefasste, einzelne Bernsteine können Sie natürlich auch unter fließendem Wasser reinigen. Achten Sie bitte darauf, dass der Stein nicht zu heiß wird, denn dieser weiche Stein reagiert auf Überhitzung und neigt dadurch schnell zu Rissbildung oder kann sogar zerplatzen.

Bild rechts: Bernsteinkette in einer Amethystdruse

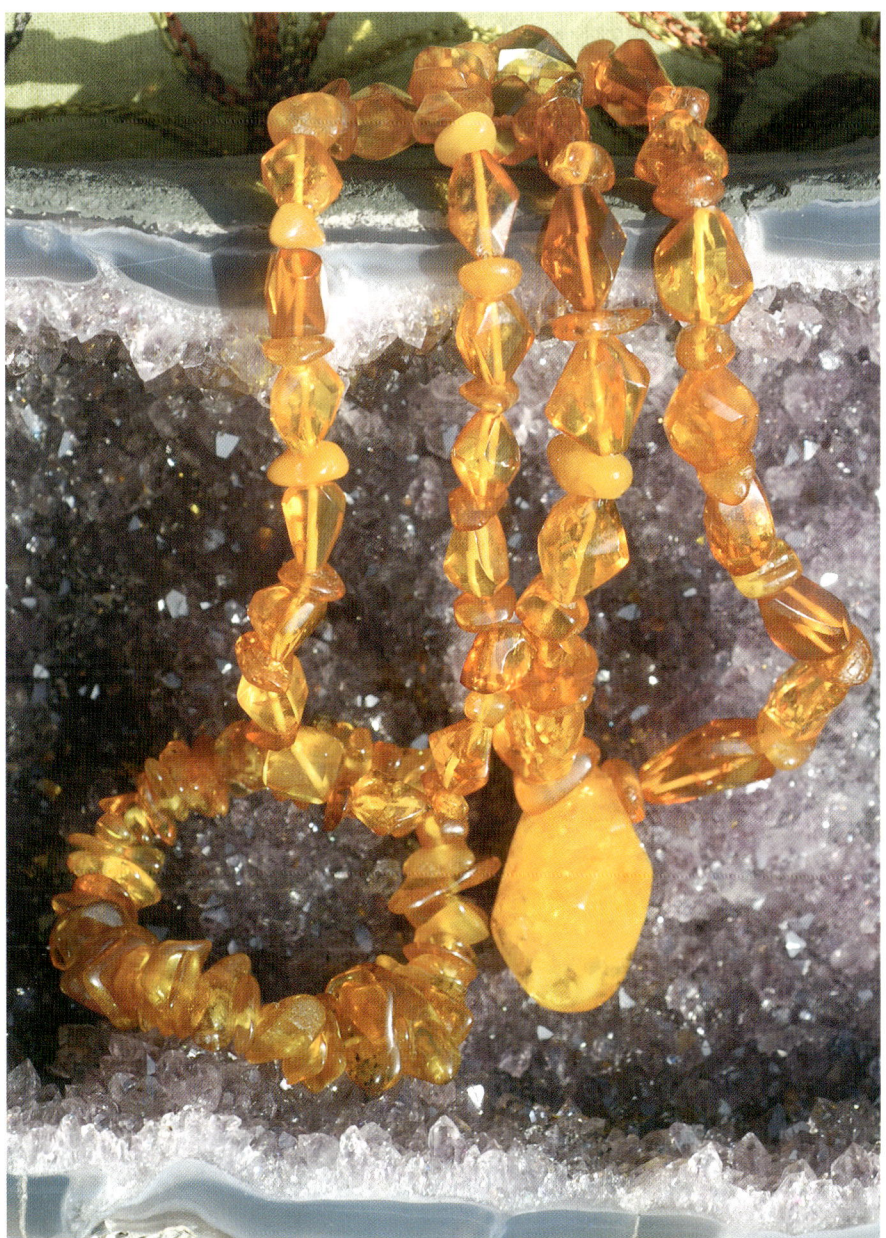

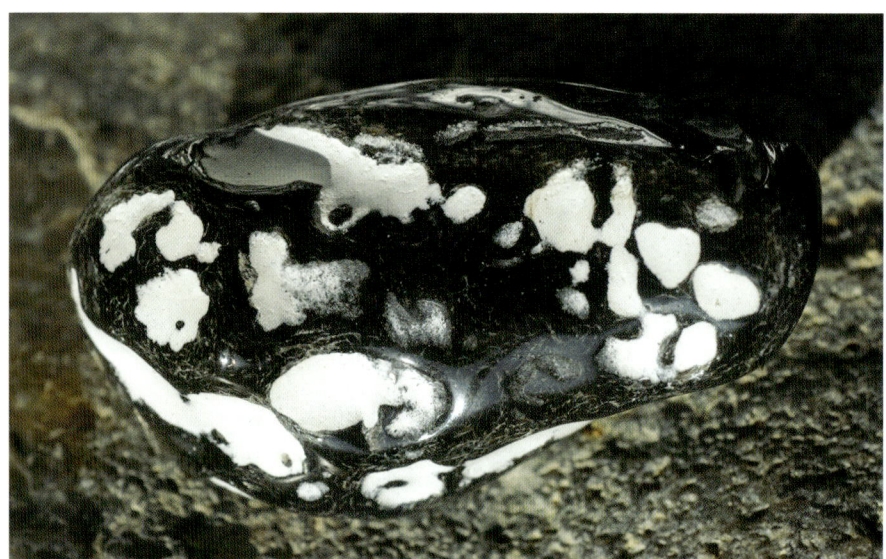

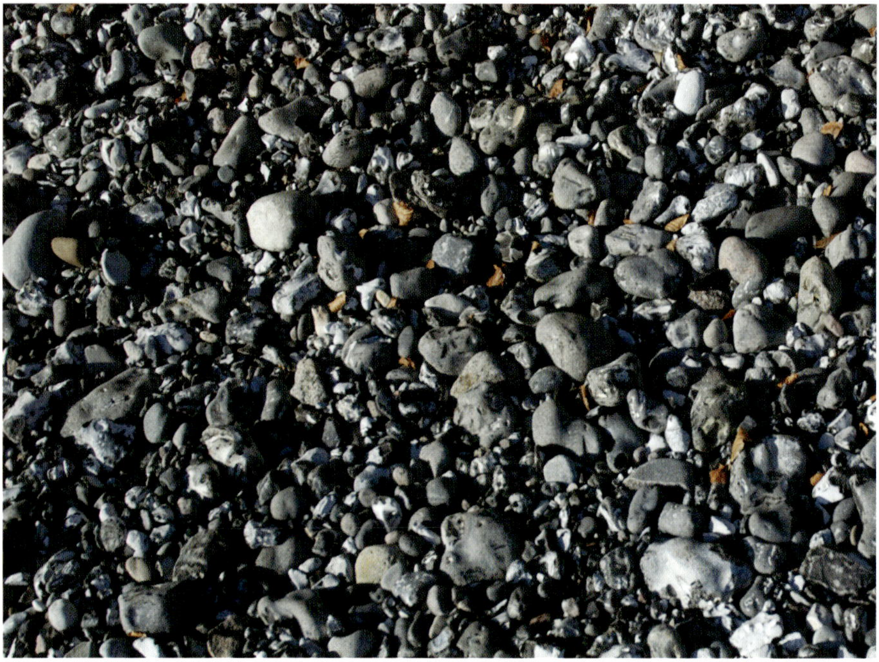

Flint (Feuerstein)

Sediment

Wirkungsbereich: Immunsystem, Herz, Alterungsprozess, Augen, Atmung, Haut, Haare, Nägel, *Schutz*

Herkunft: Dänemark, Südschweden, Rügen und südwestlicher Ostseegrund, Helgoland

Alter: 60 bis 70 Millionen Jahre

Entstehung und Erkennungsmerkmale

Flint ist an fast allen steinigen Küsten und mit Ausnahme der Marschgebiete fast in ganz Norddeutschland zu finden. In seinem „Geburtsgestein", der Kreide, sind die Flintadern in den Kreideklippen von Rügen oder Møn noch heute gut zu erkennen. Die Strände unterhalb der Kreideklippen bestehen zu über 90 % aus Flint. Die ursprünglich schwarze Farbe des Gesteins konnte sich durch einsickernde Mineralien oder gebundene Wassermoleküle verändern und reicht von schwarz über blaugrau, braun und rot bis zu weiß. Auch mehrere Farben in einem Stein sind keine Seltenheit.
Während der letzten Eiszeiten haben die Gletscher den Flint aus dem Gebiet der südwestlichen Ostsee bis ins Rheinland und nach Holland geschoben. Geologen sprechen von einer Flintgrenze, weil außerhalb dieses Gebietes kein Flint mehr zu finden ist. Beim Anschlagen klingt der Flint wie Glas, er bricht muschelartig und splittert mit sehr scharfen Bruchstellen. Beim Zerschlagen eines Flints ist äußerste Vorsicht geboten.
Bei der geologischen Unterteilung in magmatische, metamorphe und Sedimentgesteine passt der Flint in keine dieser drei Gruppen, wird aber dennoch zu den Sedimenten gezählt.
Flintknollen haben sich in einem anderen Gestein, nämlich im Kalkstein gebildet. Man nennt diese Art der Gesteinsbildung Konkretion.

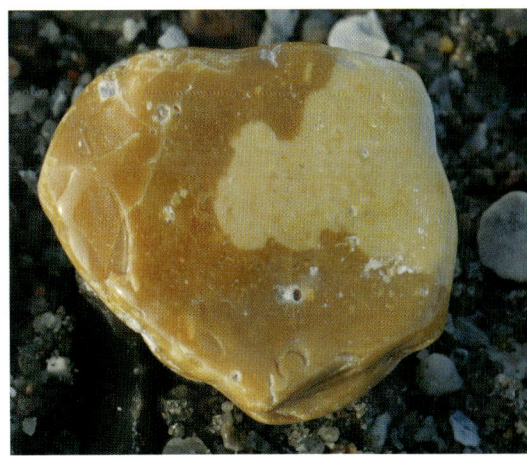

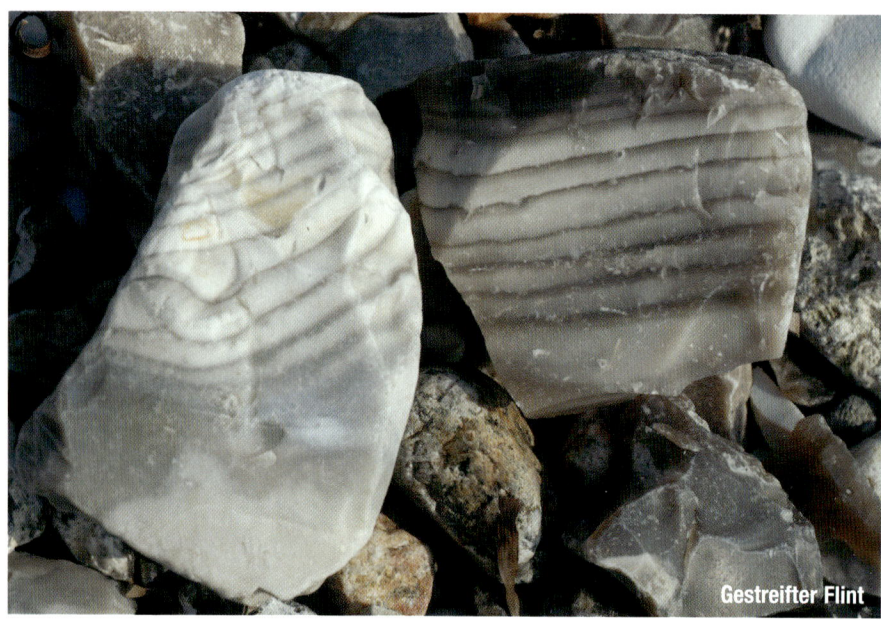

Gestreifter Flint

Vor 60 bis 70 Millionen Jahren lagerten sich am Grund des Kreidemeeres die Skelette von Kieselschwämmen ab. Diese Skelette bestanden aus Opal (SiO_2, $2H_2O$). Opal ist bei normaler Außentemperatur in Wasser löslich, wenn dieses basisch ist (ph-Wert über 7). So konnten sich im kreidehaltigen Wasser die Opal-Skelette der Kieselschwämme auflösen.

Zur Entstehung der Flintknollen gibt es die Theorie, dass die aufgelösten Kieselschwämme eine gallertartige Masse bildeten, die anschließend austrocknete und über Opal zu Flint wurde. Eine andere Theorie geht davon aus, dass die gelösten Kieselschwämme in den Kreidekalk ein-

sickerten und die Flintknollen Molekül für Molekül zu wachsen begannen.

Der schwarze Flint wird im Handel häufig als Onyx angeboten, da echter Onyx kaum noch erhältlich ist. Die beiden Steine unterscheiden sich in ihrer Wirkung in nichts von einander, so dass die in Büchern über Heilsteine angegebenen Wirkungen des Onyx auch auf den schwarzen Flint übertragen werden können.

Beim **weißen Flint,** den wir häufig an den Stränden und in der Heide finden, handelt es sich meistens um schwarzen oder grauen Flint, der mit einer weißen Kruste überzogen ist (Abb. rechts). Erst an den Bruchstellen tritt die wahre Farbe des Gesteins zum Vorschein. Die weißen Krusten sind keine Kalk- oder Kreideablagerungen sondern Opal. Mit Essig oder einer 10 %-igen Salzsäurelösung (Vorsicht! Stark ätzend!) lässt sich diese weiße Beschichtung nicht auflösen. Sie schäumt auch nicht auf, was bei Kalk oder Kreide geschehen würde. An dieser Stelle ist jedoch der weiße bis hellgraue bzw. milchig- weiß- braune Flint gemeint, der fast durch- gehend opalisiert ist. Dieser Flint wirkt schwach durchscheinend.

Weißer Flint entsteht durch eine ver- mehrte Ankopplung von Wassermo- lekülen an das Siliziumoxid (SiO_2). Das Ergebnis ist ein Siliziumoxid, das bis zu 30 % Wasser enthält (SiO_2, $2H_2O$) und der jaspisartige Flint wird somit zu einem echten Milch-Opal.

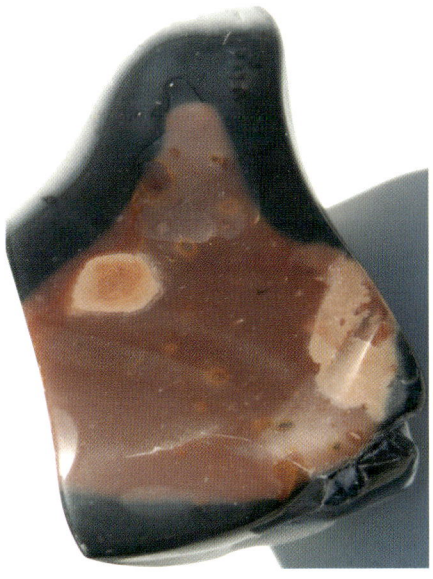

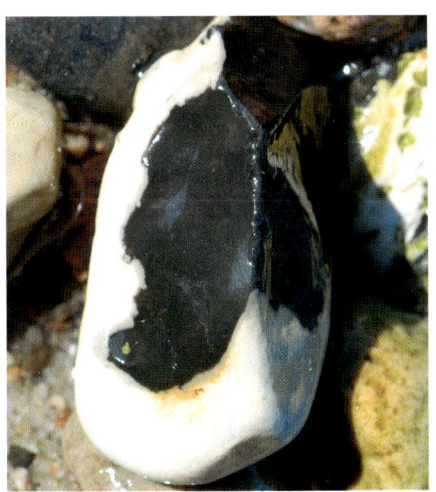

Roter Flint

Im Gegensatz zu Flinten der Ost- seeküste, die sich durch einsickern- des Wasser gelblich oder rötlich fär- ben, bildete sich beim „echten roten Flint" von Helgoland die rote Fär- bung bereits in der Entstehungspha- se des Gesteins durch rote Kreide- einschlüsse. Im Gestein befinden sich rote Zonen oder der Stein ist, bis auf eine schwarze oder weiße „Rinde" durchgehend rot.

Lochsteine (Hünergötter)

Die Löcher in den Flintknollen sind in den seltensten Fällen auf Fossilien zurückzuführen. Es handelt sich viel- mehr um Zufallsbildungen, ebenso wie bei den unzähligen Formen der Flintknollen. Ein weicheres Fremd-

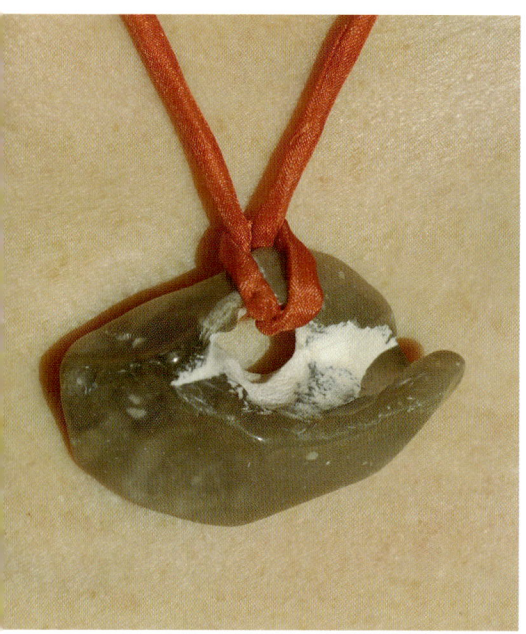

Sie wurden auch als Druidensteine, Odinsteine oder Hühnergötter bezeichnet. Zuletzt Genannte erhielten ihren Namen, weil sie im Hühnerstall – auf eine Schnur aufgefädelt – als Schutz für das Federvieh dienten.

Lochsteine mit einem dünnen Lederband um den Hals getragen, sollten seinen Träger schützen und ihm Glück bringen. An der Haustür aufgehängt, schützten sie Haus und Hof vor Unheil, so erzählt ein alter Volksglaube.

Heilwirkung

Auf der körperlichen Ebene:

Silizium ist neben dem Sauerstoff das häufigste Element der Erdkruste. Auch in vielen Geweben unseres Körpers sowie Hautanhangsgebilden kommt es vor.

gestein oder ein anderer Fremdkörper in der Kreide reichten aus, um dort das Wachstum des Flintgesteins zu verhindern. Rund herum wuchs die Flintknolle weiter. Dagegen wird vermutet, dass die kreisrunden, glatten Löcher der zentnerschweren Feuersteine aus der Kreideküste Rügens durch zirkulierende Lösungen in dem noch weichen Gestein am Boden des Kreidemeeres entstanden.

In alten Überlieferungen wird von Lochsteinen mit magischen und heilenden Kräften berichtet. So sollten sie als Abwehrmittel gegen böse Mächte und gegen Zauberei helfen.

Flinte mit unterschiedlichen Farben haben zwar einen ähnlichen Wirkungsbereich, jedoch unterschiedliche Schwerpunkte. Weiterhin übertragen sie ihre Energie sanfter (weißer Flint) oder besonders kräftig (roter Flint).

Der rote Flint ist ein kräftiger, anregender, wärmender Energiestein. Trotz seiner insgesamt aktivierenden Energie entspannt dieser Stein den Schulter- und Nackenbereich. Alle Flinte stärken das Immunsystem, die Atmung und die Nerven, hier insbesondere die Sehnerven. Sie wirken anregend auf Schild- und

Thymusdrüse, unterstützen aber auch das gesamte endokrine System. Flinte verbessern die Struktur von Bindegewebe und Haut, stärken die Gelenke und festigen Nägel als auch Haare. Sie regulieren den Kalziumstoffwechsel und unterstützen damit die Knochenbildung. Weiterhin regen sie die Nierentätigkeit an und fördern die Entgiftung. Besonders die Anwendung von weißem Flint kann Magendruck auflösen, unterstützt die Funktion von Dünn- und Dickdarm und führt zu einer besseren Verdauung.

Weißer Flint schützt ebenso vor Arterienverkalkung und hält durch seine entschlackenden und feuchtigkeitsregulierenden Eigenschaften den vorzeitigen Alterungsprozess der Haut auf.

Auf der psychischen Ebene:

Neben dem schwarzen Turmalin gilt der schwarze Flint als einer der stärksten Schutzsteine. Er vermittelt Selbstvertrauen sowie Sicherheit und verbessert die Kommunikation. Außerdem wirkt er beruhigend und entkrampfend. Der braune oder bernsteinfarbene Flint wirkt allgemein sanfter als der schwarze und entfaltet

seine Wirkung besonders angenehm im Herzbereich.

Ein Feuerstein unter dem Kopfkissen soll vor nächtlichen Alpträumen schützen.

Anwendung

Auflegen, Umschläge, Steinwasser zur Trinkwasserverbesserung und für die innere Anwendung, Badewasser und Güsse

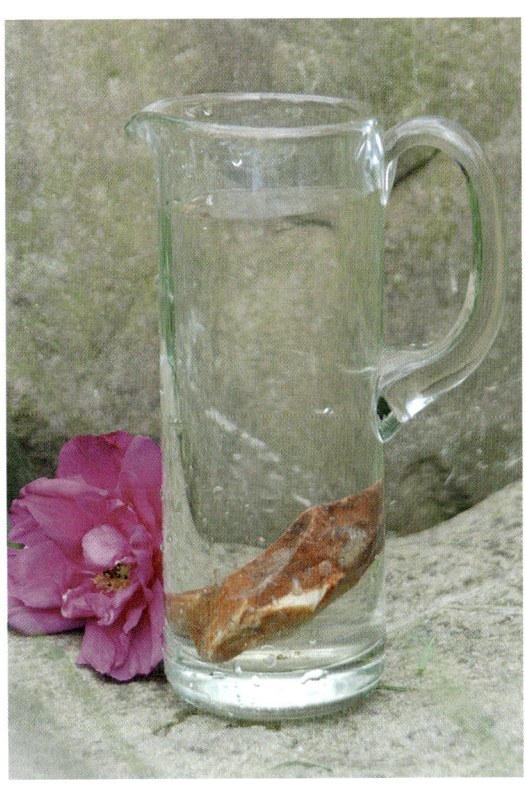

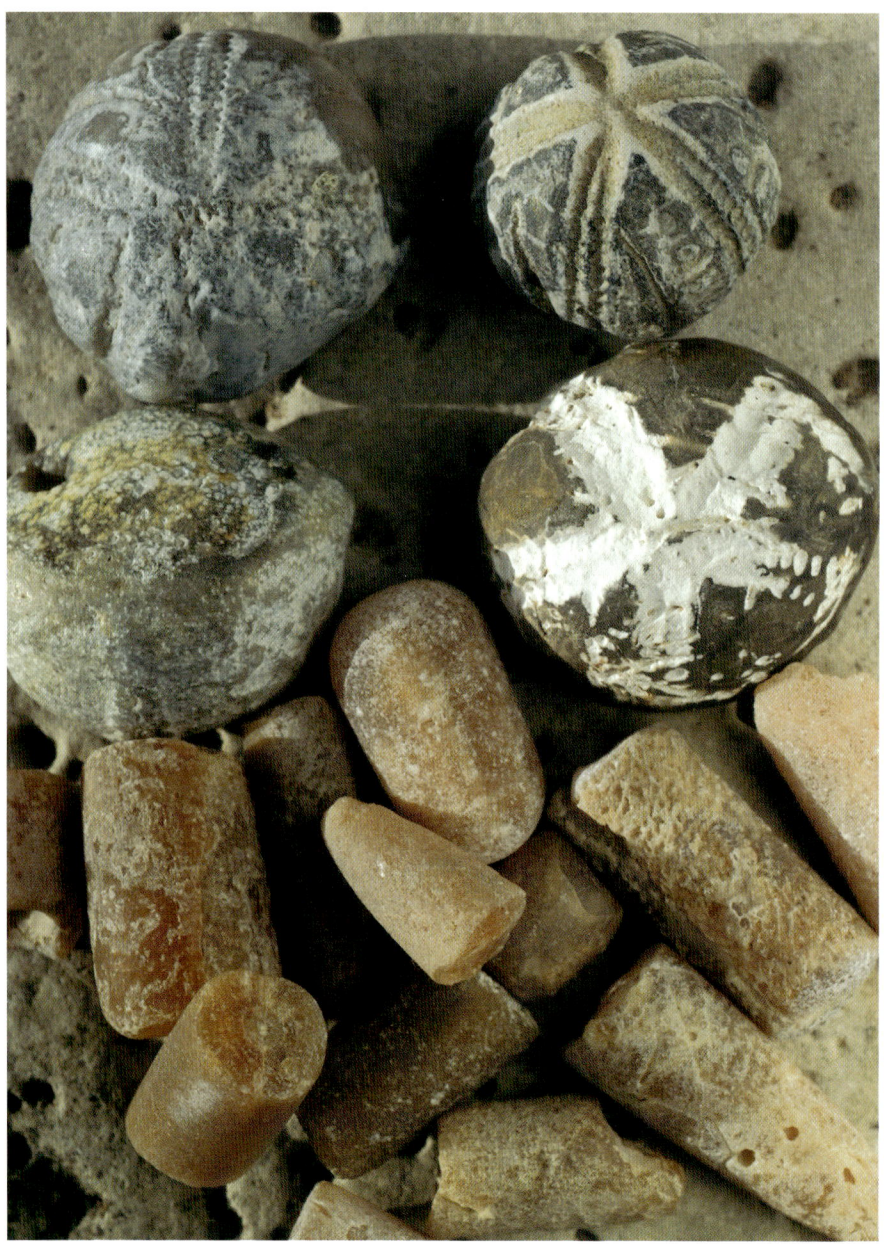

Versteinerter Seeigel und Donnerkeil

Fossilien

Wirkungsbereich: Hals-, Nasen-, Ohrenbereich, psychosomatische Schmerzen, *emotionale Verletzungen, Konzentration, Zuversicht, Urvertrauen*

Herkunft: Südschweden bis Dänemark

Alter: 60 bis 70 Millionen Jahre

Entstehung und Erkennungsmerkmale

Vor 60 Millionen Jahren lebten im Meer der Kreidezeit zahlreiche Tierarten mit einem Schutzpanzer aus Kalk, darunter auch Belemniten und Seeigel. Bei den fossilen Seeigeln, die wir heute am Ostseestrand finden, handelt es sich meistens um grauen oder graubraunen Feuerstein (Flint), der sich nach dem Absterben des Tieres im Innern der Kalkschale bildete. Die ursprüngliche Kalkschale wurde aufgelöst, übrig blieb der Abguss der runden oder herzförmigen Schaleninnenseite mit ihren fünfstrahligen, doppelten Punktreihen, das typische Merkmal aller Stachelhäuter.

Bei Donnerkeilen handelt es sich um Gehäuseenden eines Kopffüßlers,

der zu den fossilen Tintenfischen gehört. Sie trugen im Gegensatz zu ihren Nachfahren, den in der Nordsee vorkommenden Sepias, ein schützendes Kalk-Gehäuse. Bei Donnerkeilen baut sich von einem zentralen Kanal radialstrahlig ein länglicher bis kegelförmiger opaker oder durchscheinender, bernsteinfarbener, versteinerter Körper auf. Der Name bezieht sich auf Thor, den germanischen Donnergott. Donnerkeile entstanden an den Stellen, an denen Thor mit seinem Hammer Blitze durch die Wolken schleuderte. Dort wo sie einschlugen, drangen sie tief in die Erde ein und wuchsen in den folgenden sieben Jahren bis zur Erdoberfläche, so erzählt es der alte Volksglaube.

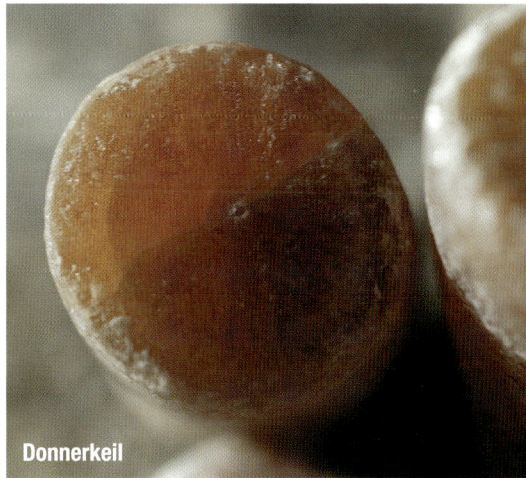

Donnerkeil

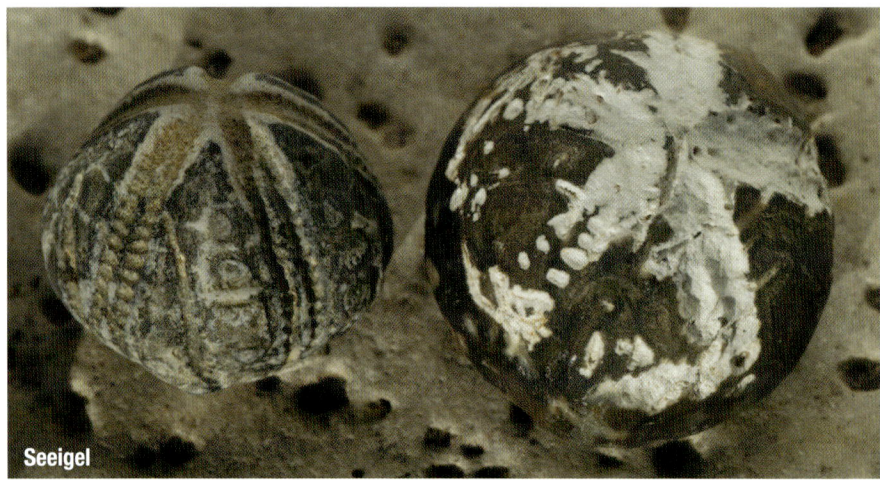

Seeigel

Seeigel und Donnerkeile sind an allen steinigen Küstenabschnitten zu finden, besonders in der Nähe von Steilküsten. Die Kreideküsten von Rügen und Møn sowie der Kalkbruch von Faxe sind für ihre reichen Fossilien-Vorkommen bekannt.

Schon in alten Überlieferungen werden den Donnerkeilen oder Belemniten geheimnisvolle Kräfte zugesprochen. So sollten sie vor Blitzschlag schützen aber auch eine ganze Reihe von Krankheiten heilen können.

Heilwirkung

Auf der körperlichen Ebene:
Donnerkeile wirken gegen Kopfschmerzen, besonders gegen Druckschmerz und Verspannungen im Hinterkopf- sowie Schulterbe-

reich. Auch bei Beschwerden im Hals-, Nasen- und Ohrenbereich können Donnerkeile zur Linderung erfolgreich angewendet werden. Dagegen wirkt der fossile Seeigel am stärksten gegen fast alle psychosomatischen Schmerzen im Magenbereich sowie in den Gelenken. Hier kann der Stein die Schmerzen deutlich mildern, anfangs aber eine heftige Erstverschlimmerung auslösen.

Auf der psychischen Ebene:
Donnerkeile und versteinerte Seeigel haben auf der psychischen Ebene eine weitreichende Wirkung. Sie aktivieren und festigen das Urvertrauen. Dadurch werden Ängste abgebaut, was zu mehr Entspannung führt.
Durch den Donnerkeil wird der Energiefluss entlang der Wirbelsäule bis zum Steißbein angeregt.

Bei stark „kopfgesteuerten" Menschen fördert dieses Fossil die Verbindung von Verstand und Intuition, von Kopf und Bauch (Solarplexus). Dagegen führt uns der fossile Seeigel in ungeahnte Tiefen des Unterbewusstseins und kann alte Verhaltens- oder Gedankenmuster ins Tagesbewusstsein holen, die durch emotionale Verletzungen entstanden sind und sich wie ein Schutzpanzer um „versteinerte" Gefühle (die man nicht mehr spüren will) gelegt haben. Ein versteinerter Seeigel sollte über einen längeren Zeitraum in der Hosentasche getragen und mindestens einmal in der Woche gereinigt werden.

Bei kleinen Kindern stärkt der fossile Seeigel das Urvertrauen, vermittelt ihnen ein Gefühl von Geborgenheit und kann eine Vielzahl von Ängsten (z. B. vor Dunkelheit) abbauen.

Donnerkeile können sehr gut als Anhänger getragen werden. Dabei ist darauf zu achten, dass die Spitze des Donnerkeils nach unten zeigt. Gleiches gilt beim Auflegen, wobei je ein Donnerkeil auf Stirn und Bauch platziert wird.

Anfänglich zunehmende Spannungen im Schulterbereich sowie ein Kältegefühl in der Magengegend weisen auf bestehende Blockaden hin und lösen sich gewöhnlich nach einigen Minuten auf.

Anwendung

Auflegen, Tragen als Anhänger, Badewasser und Güsse

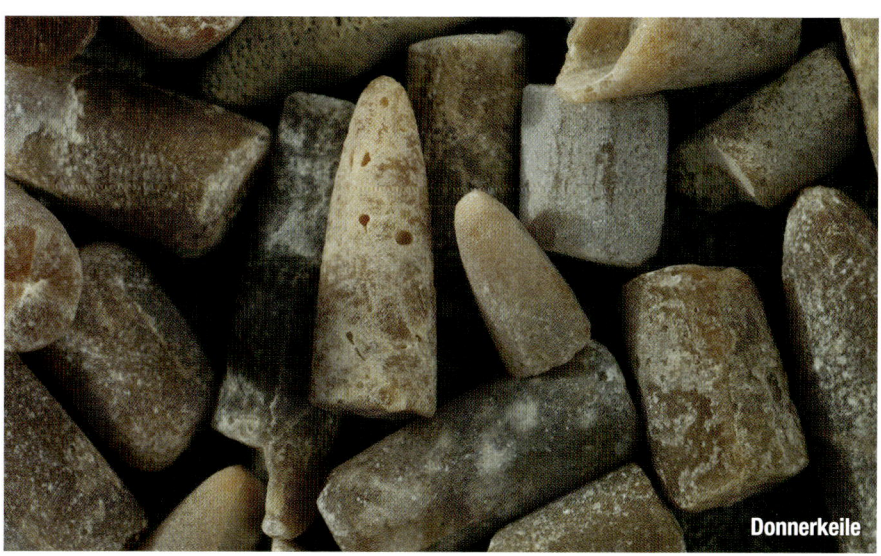

Donnerkeile

Heilende Schwingung

Heilwirkung und Grenzen bei der Selbstbehandlung mit Steinen

Ebenso wie bei homöophatischen Mitteln oder Bachblüten wird die Wirkung auch bei Heilsteinen durch gespeicherte Informationen in Form von Schwingungen übertragen. Bei der Anwendung von Therapie- und Heilungsmethoden, die auf einer Schwingungsübertragung basieren, wird der Mensch stets als Einheit von Körper, Geist und Seele betrachtet. Berücksichtigung finden somit auch mentale und psychische Faktoren, die bei fast jeder Erkran-

kung nicht nur als „Nebenwirkung" auftreten, sondern oftmals sogar den Ort des Auftretens eines Symptoms bestimmen. Um wirkliche Heilung zu erreichen, müssen deshalb immer Körper, Geist und Seele gleichermaßen Beachtung finden. Denn befindet sich dieses „Ganze" im Ungleichgewicht, ist der Mensch krank, es entstehen Unwohlsein oder Schmerzen, unser Energiekreislauf ist gestört. Fließt unsere Lebensenergie aber gleichmäßig und harmonisch, fühlen wir uns gesund, kraftvoll und fit.

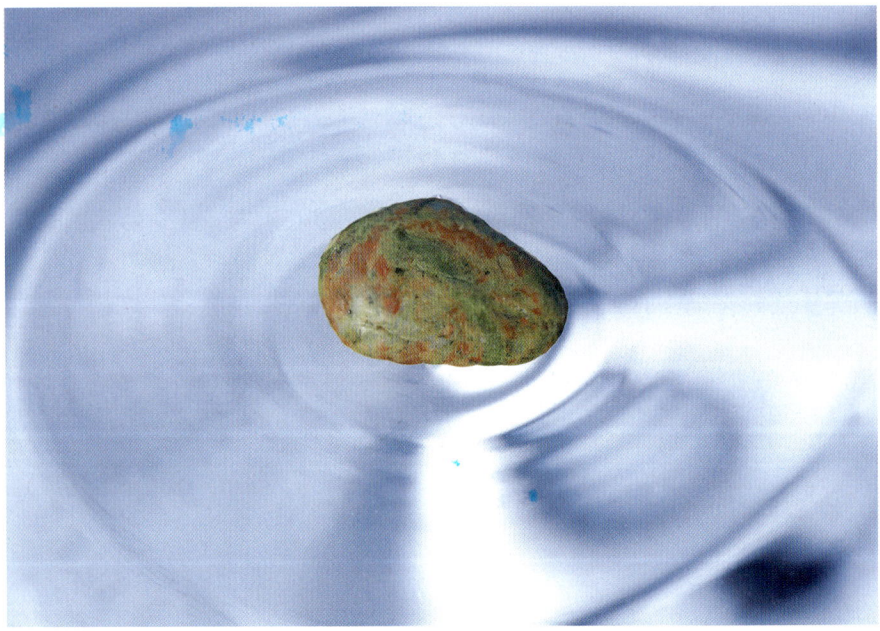

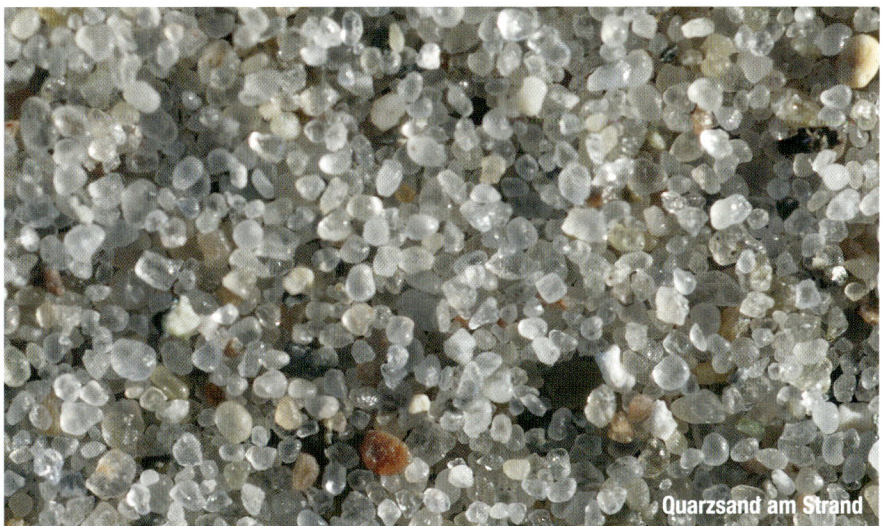

Quarzsand am Strand

Mit Heilsteinen können wir den Energiekreislauf unterstützen um wieder ins Gleichgewicht zu kommen.

Strandsteine bestehen ebenso wie Edelsteine aus Kristallen und jede Kristallart hat eine für sich typische Schwingung und spezifische Wirkung. Mit den Schwingungen werden Informationen übertragen, die unseren Körper zur Selbstheilung anregen. Sie können die Eigenschwingung eines Menschen verstärken bzw. negative Schwingungen ausgleichen. Und das nicht nur auf körperlicher Ebene. In seiner Einheit wirkt jeder Stein als Ganzes wie ein kraftvolles Ensemble. Auch bei bislang angewendeten Edelsteinen hat nicht jeder Stein der gleichen Art eine identische Wir-

kung. Wir werden uns intuitiv für einen bestimmten Stein entscheiden, einen, der in seiner Schwingung ganz speziell zu uns passt. Bei Heilsteinen vom Strand ist diese intuitive Entscheidung noch wichtiger als bei Edelsteinen. Die meisten Strandsteine (z. B. ein Småland-Granit mit blauen Quarzen) setzen sich aus verschiedenen Mineralien

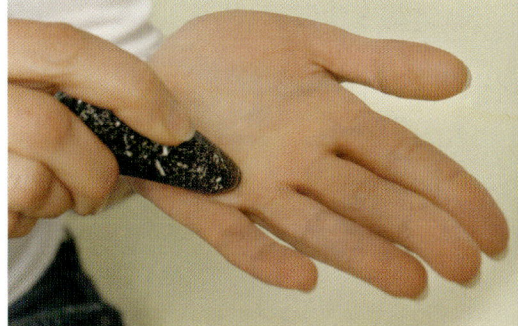

zusammen und diese sind in jedem einzelnen Fundstück unterschiedlich verteilt. Dadurch bekommt jeder einzelne Stein eine etwas andere Schwingung.

Bei allem Wissen über die jeweiligen Steine werden wir doch nur über das intuitive Fühlen unseren ganz persönlichen Heilstein finden.

Ein sicheres Zeichen, den für diesen Zeitpunkt „richtigen" Stein gefunden zu haben erkennen wir daran, dass der Stein in der Hand relativ schnell warm wird.

Seine Anwendung bei heftigen emotionalen oder körperlichen Spannungen kann jedoch zur Rissbildung oder zum Zerbrechen des Steines führen, deshalb sollten Sie dessen regelmäßige Reinigung nicht vergessen.

Mit den Steinen hält die Natur einen reichen Fundus an Möglichkeiten bereit, viele Beschwerden und Unpässlichkeiten nachhaltig zu lindern oder gar zu heilen. Steine unterstützen in erster Linie die Selbstheilungs- und Abwehrkräfte. Sie dienen der Entspannung und Beruhigung ebenso wie der Konzentrationsförderung aber auch der Gewinnung von Kraft, Energie und Lebensfreude. Ihre heilende, wohltuende Wirkung lässt sich in den Bereichen Wellness, Pflege, Heilen und Kosmetik aber auch für die gezielte Behandlung von Alltagsbeschwerden einsetzen.

Die Heilkraft der Steine besteht vor allem darin, ein inneres Ungleichgewicht, das sich in einer Krankheit äußern kann, wieder in Balance zu bringen. Dabei wird nicht nur das

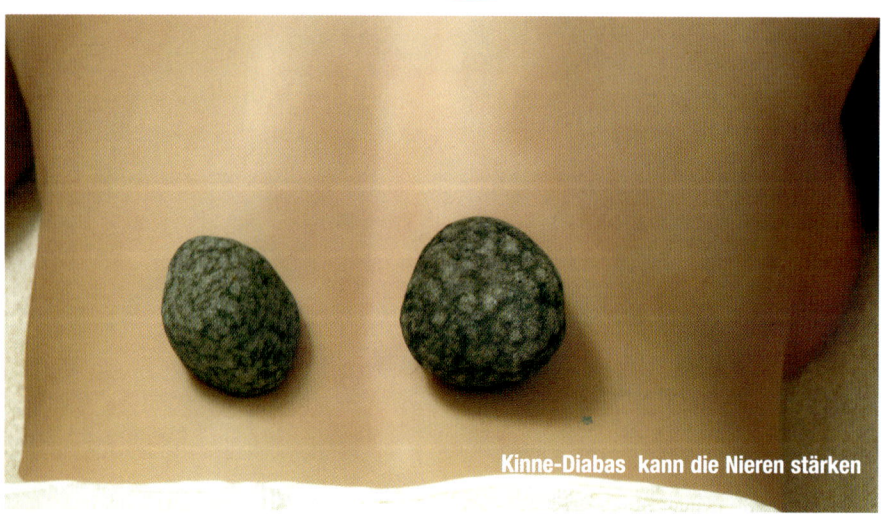

Kinne-Diabas kann die Nieren stärken

Symptom bekämpft, durch das sich die Krankheit zeigt, sondern die Steine wirken ausgleichend auf den ganzen Menschen und bringen ihn wieder in Harmonie mit sich selbst.

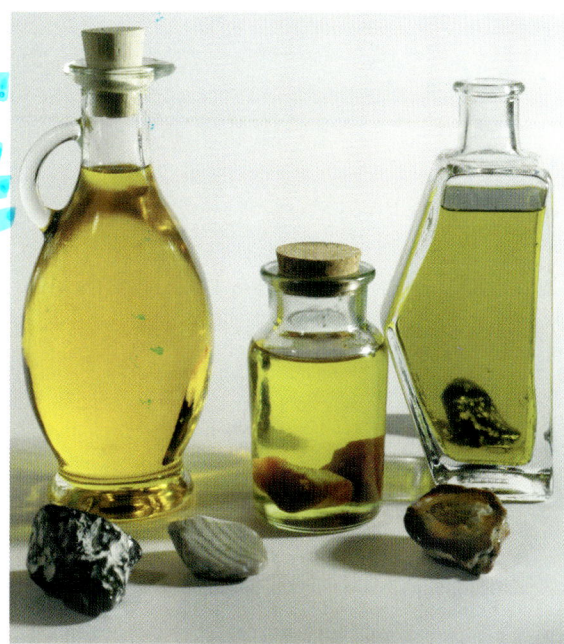

Alle Angaben zu den beschriebenen Steinen haben wir auf Grund langjähriger Erfahrungen gesammelt. Sie sind als Empfehlungen zu verstehen. Es kann jedoch vorkommen, dass bei einzelnen Personen eine andere als die von uns geschilderte Wirkung eintritt.

Grenzen der Selbstbehandlung

Bei der Anwendung von Steinen aus der Heide oder vom Strand zur Behandlung von Beschwerden ist grundsätzlich zu beachten:
Lassen Sie die Ursache einer Erkrankung stets von einem Arzt oder Heilpraktiker klären. Nur er darf die entsprechende Behandlung verordnen. Die Anwendung von Heilsteinen kann jedoch durch ihre ganzheitliche Wirkungsweise eine sinnvolle Ergänzung sein.
Die bei den genannten Beschwerden empfohlenen Maßnahmen ersetzen ebenso nicht die ärztliche oder heilpraktische Behandlung!
Werden Heilsteine bei vermeintlich geringfügigen Beschwerden angewendet, sollten Sie folgendes beachten:
Sind die Schmerzen nach wenigen Tagen nicht verschwunden oder kehren sie nach Absetzen der Steinanwendung wieder, ist es ratsam, einen Arzt/Heilpraktiker aufzusuchen.

Bitte beachten Sie! Bei starken Schmerzen, hohem Fieber oder offenen Wunden muss stets ein Arzt oder Heilpraktiker zu Rate gezogen werden.

83

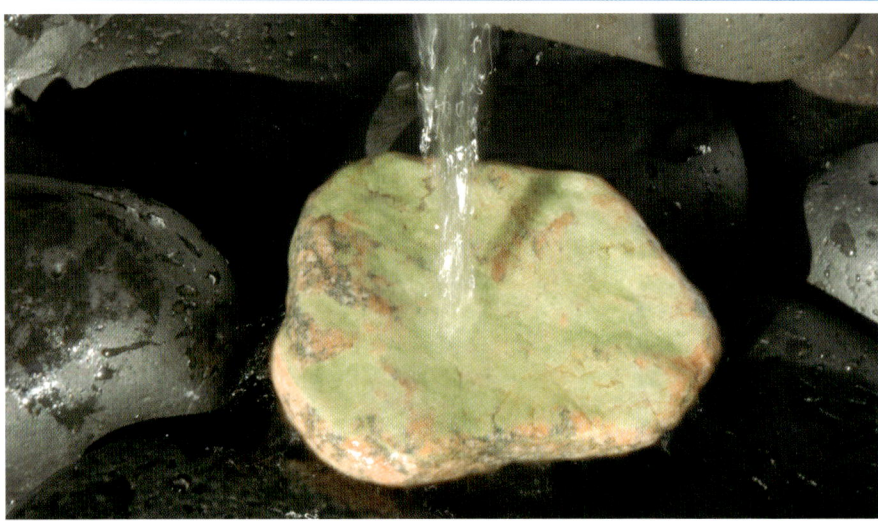

Im Rahmen einer Anwendung bzw. Massage nehmen die Steine Energie auf und müssen vor einer erneuten Verwendung sorgfältig gereinigt und entladen werden. Zum Entladen können Sie die Heilsteine einige Minuten unter fließendem kalten bzw. lauwarmen Wasser abspülen

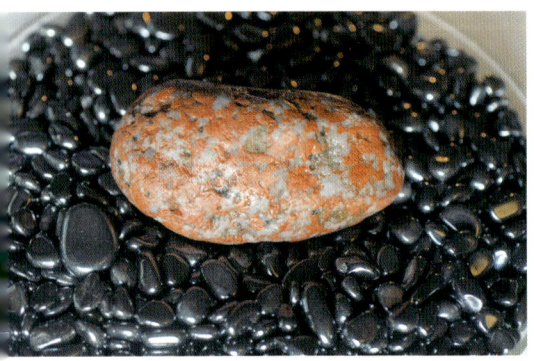

oder Sie legen die Steine für einige Zeit in eine Schale mit Hämatit-Trommelsteinen. Von den in diesem Buch aufgeführten Steinen sollten lediglich der Limonit-Sandstein und der Pyrit nicht mit Wasser gereinigt werden. Limonit-Sandstein wäscht sich aus, Pyrit verliert durch die Berührung mit Wasser seinen Glanz und gibt Eisensulfid ab, das zu Hautreizungen führen kann.

Reinigung

Massagesteine, die mit Öl in Berührung kommen, müssen neben einer Entladung der gespeicherten Energien einer gründlichen Reinigung unterzogen werden. Lauwarmes Wasser in Verbindung mit

einem milden, möglichst unparfü-
mierten Spülmittel oder einer pflanz-
lichen Seife säubert die Steine schonend. Zum Desinfizieren können Sie
dem Reinigungswasser auch einige
Tropfen ätherisches Weihrauch-
oder Lavendelöl zugeben.

Die überwiegend zur Massage verwendeten Basalte können auch mit
kochendem Wasser gereinigt werden. Sie können sie sogar ausko-
chen, ohne dass diese etwas von
ihrer Wirkung verlieren. Alle übrigen
Heilsteine sollte man nicht zu heiß
reinigen, weil das ihre Wirkung
schwächt oder gar Risse entstehen
können (Bernstein, Flint).

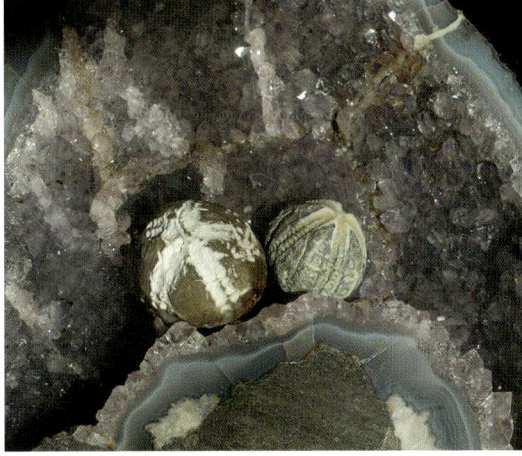

Aufladen

Nach der Reinigung sollten die Steine einige Stunden in der Sonne aufgeladen werden. Die bei den meisten Edelsteinen empfohlene Mor-
gen- und Abendsonne brauchen wir
beim Aufladen der hier genannten
Heilsteine nicht beachten, unsere
Strandsteine vertragen auch die Mit-
tagssonne sehr gut. Sollte die Sonne
sich einmal hinter Wolken ver-
stecken, können Sie die Steine auch
auf einer Bergkristall- oder Amethystdruse bzw. einer Schale mit
kleinen klaren/weißen Quarzen aufladen.

Wie beim Reinigen nehmen Basalte,
die zur Hot-Stone-Massage verwendet werden, auch beim Aufladen
eine Sonderstellung ein. Sie werden
nicht nach der oben beschriebenen
Methode aufgeladen. Basalte nehmen ihre Energie durch das Erwär-
men im Wasserbad auf.

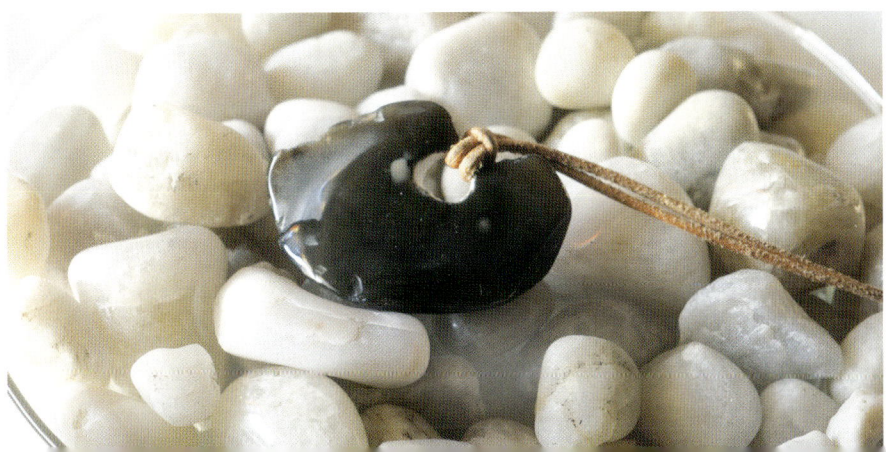

Äußere Anwendung der Heilsteine

In der Heilsteinkunde sind zahlreiche Anwendungsmöglichkeiten für Heilsteine bekannt. Die Art der Anwendung richtet sich nach den Beschwerden und deren tieferer Ursache. Heilsteine wirken immer ganzheitlich auf Körper, Geist und Seele. Das kann unter Umständen dazu führen, dass ein Schmerz durch Auflegen eines Steins anfangs noch verstärkt wird, die so genannte Erstverschlimmerung. Das ist durchaus erwünscht, denn es zeigt uns, dass wir genau den richtigen Stein ausgewählt haben.

Heilsteine können direkt auf den zu behandelnden Bereich aufgelegt oder über einen längeren Zeitraum als Anhänger bzw. in der Hosen-/ Hemdtasche getragen werden. Weitere Möglichkeiten sind die Behandlung der Reflexzonen, Chakren oder Meridiane, um den Energiekreislauf zu harmonisieren.

Bei Wellness- und Therapie-Massagen unterstützen Heilsteine die Wirkung der Behandlung oder sind, wie bei der Hot-Stone-Massage, unabdingbarer Bestandteil der Anwendung.

Auch die Verwendung von mittels Heilsteinen energetisiertem Wasser für Umschläge oder Güsse ist eine alte und bis heute gern angewandte Methode aus der Steinheilkunde. Mit Hilfe der Einstrahlmethode her-

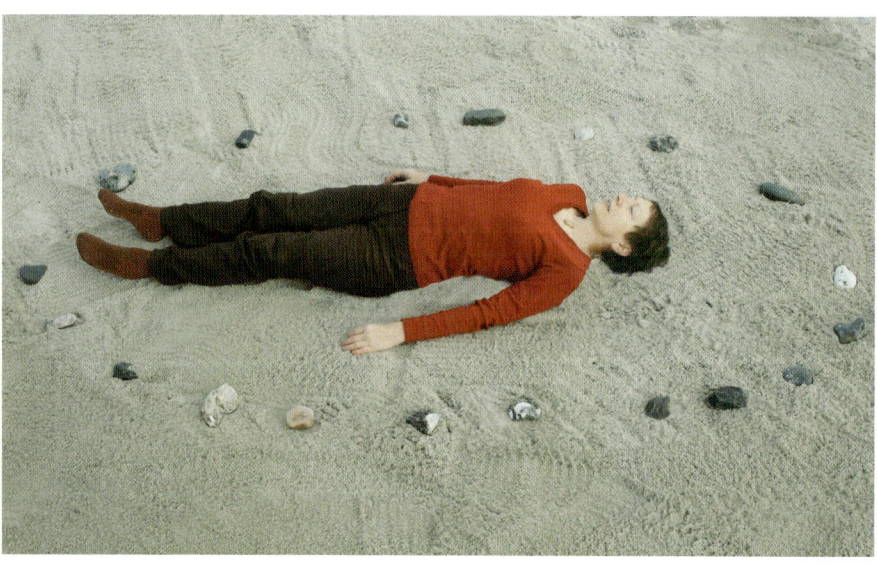

gestellte Öle eignen sich besonders gut zum Einreiben bei den unterschiedlichsten Hautbeschwerden aber auch zur gezielten Anwendung bei Gelenkerkrankungen. Weniger bekannt aber sehr wirkungsvoll ist die Anwendung von Steinelixieren.

Steinkreis um den Körper

Um sich eindrucksvoll mit der Wirkung von Heilsteinen vertraut zu machen, bereitet man einen großen Steinkreis aus Quarzen oder Flinten vor, um sich danach in diesen zu legen. Eine weitere und oft beeindruckende Methode ist es, wenn wir uns auf eine weiche Unterlage (z. B. Yogamatte) auf den Boden legen und eine andere Person platziert die Steine in einem Abstand von etwa 10 bis 30 cm um unseren Körper. Dabei sollten die Steine jeweils symmetrisch rechts und links der Chakren, Füße und Knie neben dem Körper ihren Platz finden. Man beginnt an den Füßen und arbeitet sich bis zum Stirnchakra vor. Das Scheitelchakra kann frei bleiben oder der Stein sollte in einem größeren Abstand abgelegt werden.

Wir haben es bei Seminaren häufig erlebt, dass die Steine am Kopf mehr Abstand haben mussten, weil die Teilnehmer diese sonst häufig als unangenehmen Druck empfanden. Selbst Menschen, die von sich behaupteten nichts zu spüren, haben die Schwingung der umliegenden Steine deutlich wahrgenommen. Liegen die Steine im richtigen Abstand, wird der Steinkreis, der Sicherheit und Geborgenheit vermittelt, als sehr angenehm empfunden.

Auflegen von Steinen

Eine einfache aber durchaus wirkungsvolle Methode ist es, den Stein für einige Minuten in der Hand zu

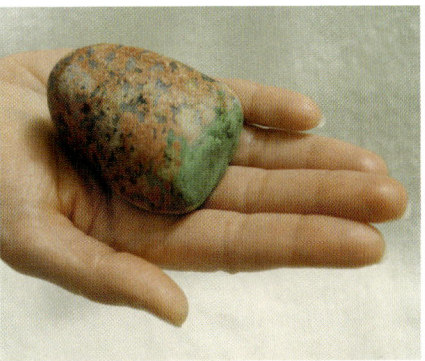

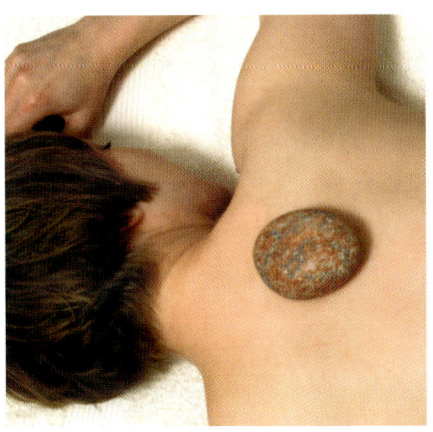

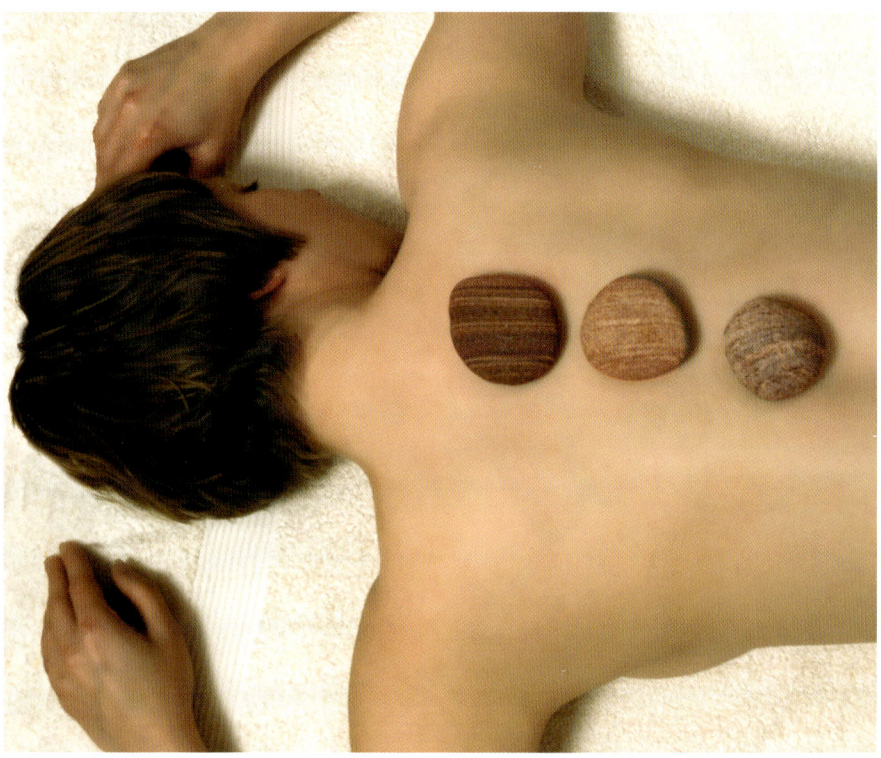

halten. Beobachten Sie dabei lediglich aufmerksam, ob Sie die Kraft und Energie des Steines wahrnehmen. Es geht aber nicht darum, sich über den Verstand Vorgaben zu suggerieren oder gar eine Wirkung einzubilden.

Beim Auflegen wird der Heilstein möglichst direkt auf die Haut der zu behandelnden Körperstelle gelegt. Dort kann er seine Wirkung entfalten. Diese beschränkt sich jedoch keinesfalls nur auf den Bereich der Haut, sondern beeinflusst ebenfalls die darunter liegenden Gewebe, Drüsen und Organe.

Ist die Wirkung sehr unangenehm oder der Schmerz bereits abgeklungen, kann der Stein ausgewechselt oder entfernt werden. Das Auflegen stellt eine einfache aber sehr wirkungsvolle Methode dar. Nur beim Pyrit ist Vorsicht geboten. Dieser Stein sollte nicht zu lange direkt auf der Haut liegen, da durch die Feuchtigkeit der Haut Eisensulfid freigesetzt wird, das zu Reizungen führen kann.

Fixieren auf der Haut

Soll ein Stein über einen längeren Zeitraum direkt am Körper verbleiben, kann er mit einem hautverträglichen Pflaster an der gewünschten Stelle fixiert werden. Diese Methode der Fixierung ist die einfachste Art, einen Heilstein auch für mehrere Tage am Körper zu tragen. Hierbei ist darauf zu achten, dass der Stein unter Umständen zwischenzeitlich gereinigt und neu aufgeladen werden muss.

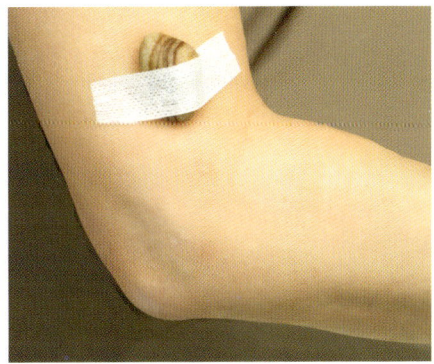

Anhänger als Schmuckstein

Im Hals-, Bronchien- und Herzbereich kann der Stein als Anhänger getragen werden. Dafür bieten sich neben Lochsteinen aus Flint auch Donnerkeile, Faserkalk oder Bernstein an. Sie können zum Beispiel an einem Leder- oder Seidenband getragen werden.

Tragen in der Hosen- oder Hemdtasche

Ein Heilstein muss nicht zwangsläufig direkt auf der Haut getragen werden. Seine Schwingung beeinflusst unseren Körper auch in einem Abstand von einigen Zentimetern oder gar Dezimetern und durchdringt ebenso dünnere Stoffe. So kann ein Stein über einen längeren Zeitraum auch nachts neben das Kopfkissen gelegt oder in der Hosen- bzw. Hemdtasche getragen werden. In der Hemdtasche bieten sich vor allem Steine an, die auf den Herzbereich und die Atemorgane wirken, in der Hosentasche Steine, die auf die Verdauungsorgane sowie auf die weiblichen und männlichen Geschlechtsorgane wirken.

Das Tragen in der Mantel- oder Handtasche ist nur teilweise zu empfehlen, weil dicke Stoffe oder gar Leder die Wirkung des Steines auf den Körper deutlich reduzieren. Während der Kinne-Diabas oder größere Quarze auch noch grobe Stoffe durchdringen, wird bei sanft ansprechenden Heilsteinen kaum noch eine Wirkung spürbar sein.

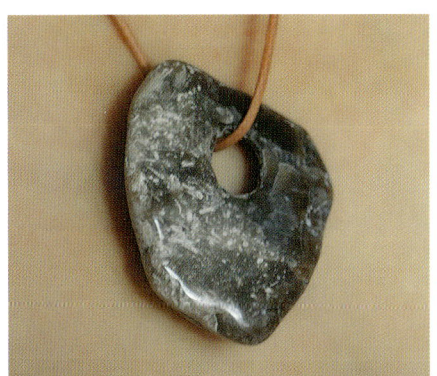

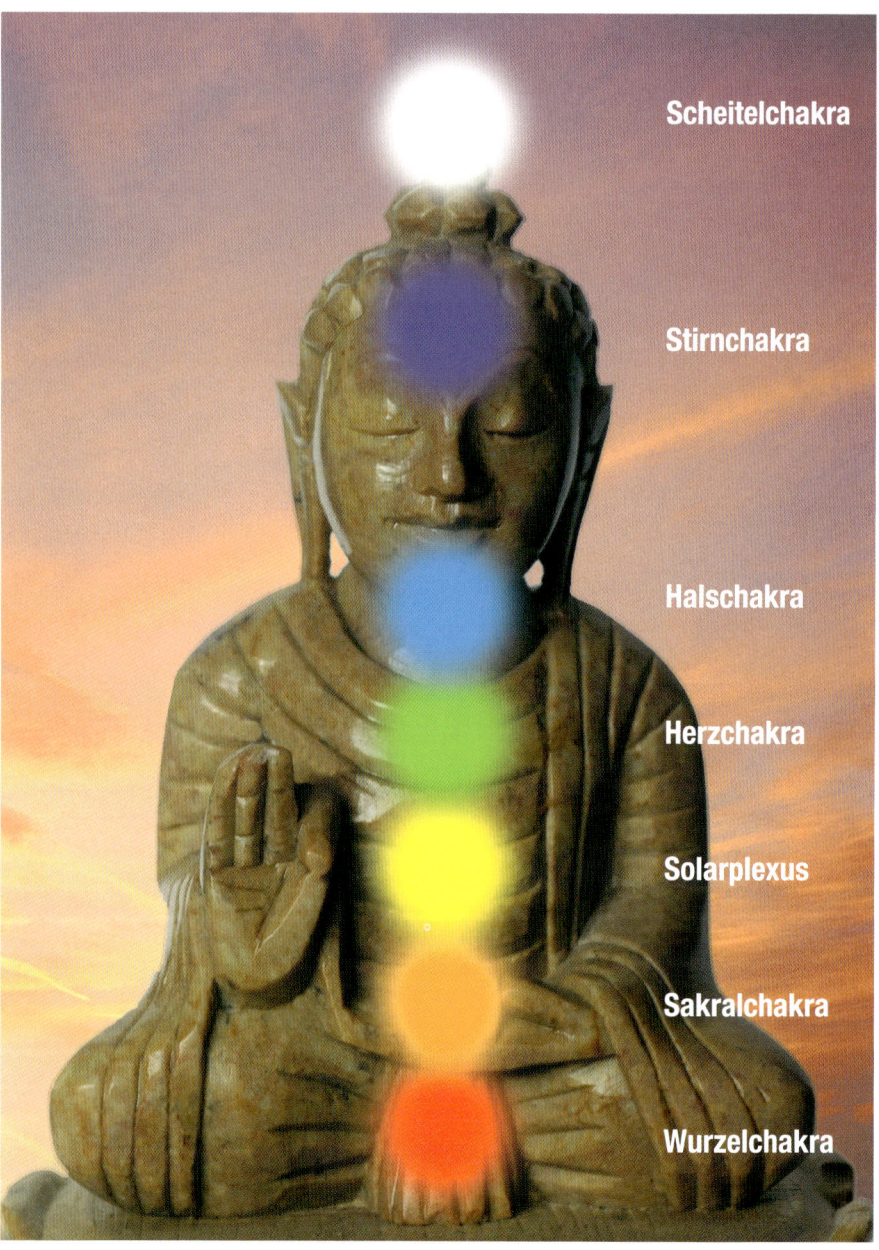

Scheitelchakra

Stirnchakra

Halschakra

Herzchakra

Solarplexus

Sakralchakra

Wurzelchakra

Chakren und Steine

Die Lehre über die Chakren kommt aus der indischen Yogatradition und ist seit Jahrtausenden bekannt. Im Sanskrit bedeutet Chakra „Rad" und kann am besten mit Kraftzentrum oder Energiewirbel übersetzt werden. Es gibt sieben Hauptchakren in der Körpermittellinie. Und neben den wichtigen Chakren an Händen und Füßen gibt es Nebenchakren, über die in weiterführender Literatur nachgelesen werden kann.

Für die Anwendung der Heilsteine in Verbindung mit den Chakren wollen wir uns an dieser Stelle auf die sieben Hauptchakren beschränken. Die Chakren haben die Aufgabe, den Energiefluss zwischen den Zellen und Organen mit unserem feinstofflichen Körper, der Aura, zu verbinden. Die fernöstliche Gesundheitslehre geht davon aus, dass ein harmonischer Energiekreislauf im Körper die Grundvoraussetzung für Gesundheit und Wohlbefinden ist.

Wurzelchakra

Dieses Chakra beeinflusst Sexualität und Fortpflanzung, Freundschaften, Beziehungen sowie emotionale Bindungen zu Beruf und Hobby.
Farbe: ROT
Element: Erde
Steine: Granat, roter Flint, roter Granit mit wenigen dunklen Mineralien

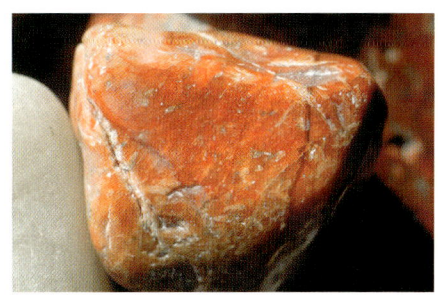

Sakralchakra

Das Sakralchakra verleiht schöpferische Fähigkeiten, aktiviert unsere Willenskraft, ist das Zentrum für Mut, Selbstkritik und Realitätssinn.
Farbe: ORANGE
Element: Wasser
Steine: Granit mit gelber Plagioklas, Gneis mit gelber Streifung, Hornfels mit gelben Streifen

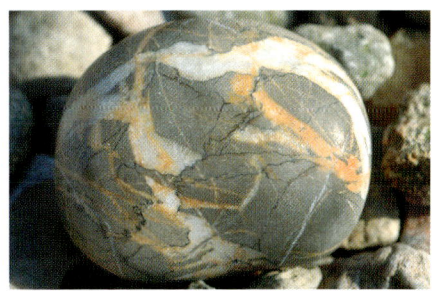

Solarplexus

Dieses Chakra sorgt für innere Harmonie und die Verarbeitung von Lebenserfahrungen.

Es fördert Heilungsprozesse.
Farbe: GELB
Element: Feuer
Steine: gelber Flint, gelber Quarzit

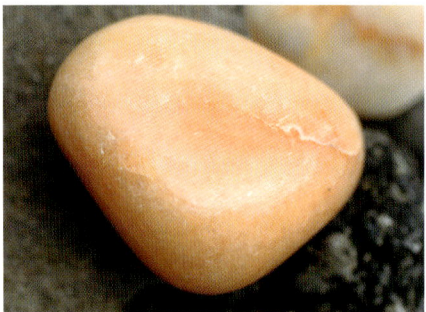

Herzchakra

Das Herzchakra steht für das Bedürfnis nach Geborgenheit und Liebe. Es steuert unseren Lebensrhythmus und steigert die Lebensfreude.
Farbe: GRÜN
Elemente: Feuer, Wasser, Luft und Erde
Steine: Unakit, Bernstein, bernsteinfarbener Flint

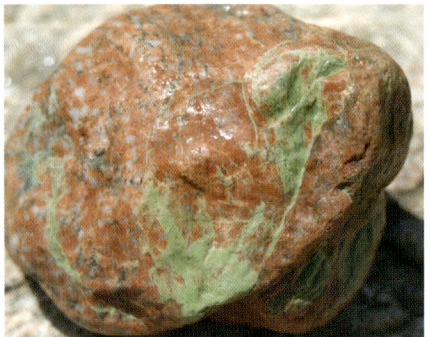

Halschakra

Dieses Chakra ist das Kommunikationszentrum. Es beeinflusst unser Verhältnis zu anderen Menschen und zur Umwelt. Unser Ausdruck, nicht nur verbal, sondern auch unsere Körpersprache werden über dieses Chakra gesteuert.
Farbe: BLAU
Element: Luft
Steine: blauer Quarz oder Granit mit blauen Quarzen

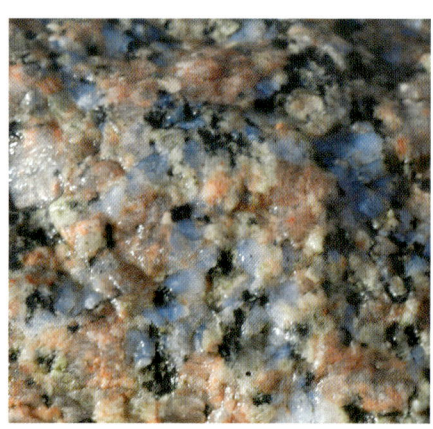

Stirnchakra

Das Stirnchakra repräsentiert unsere Klarheit. Es steuert unsere geistige Entwicklung und spirituelle Wahrnehmung. Es verbindet den Verstand mit unserer Intuition.
Farbe: VIOLETT
Element: Luft
Steine: schwarz-weißer Granit, Quarzit mit violettem Schimmer

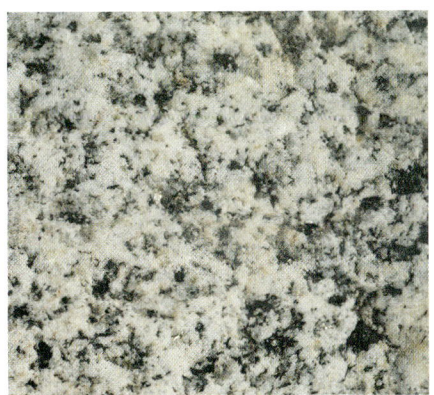

Scheitelchakra

Dieses Chakra steht symbolisch für unsere Verbindung zum Universum. Es ist mitverantwortlich für die Inspiration, Sensibilität und Persönlichkeitsentwicklung.
Farbe: WEISS oder KLAR
Element: Luft
Steine: klarer/weißer Quarz oder Quarzit

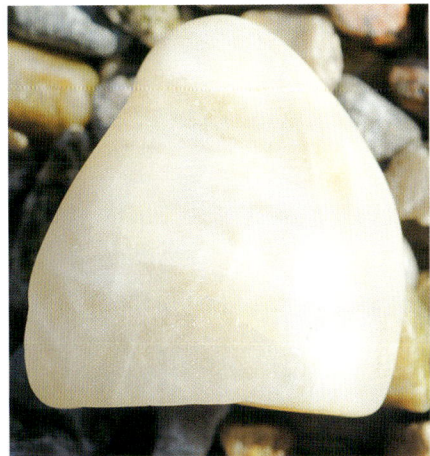

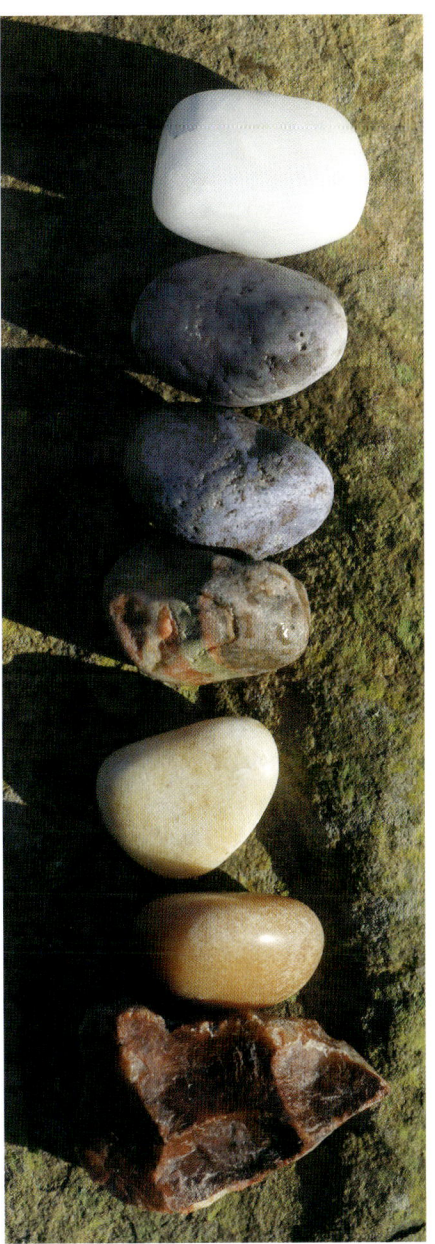

Chakrenbehandlung mit ausgewählten Heilsteinen

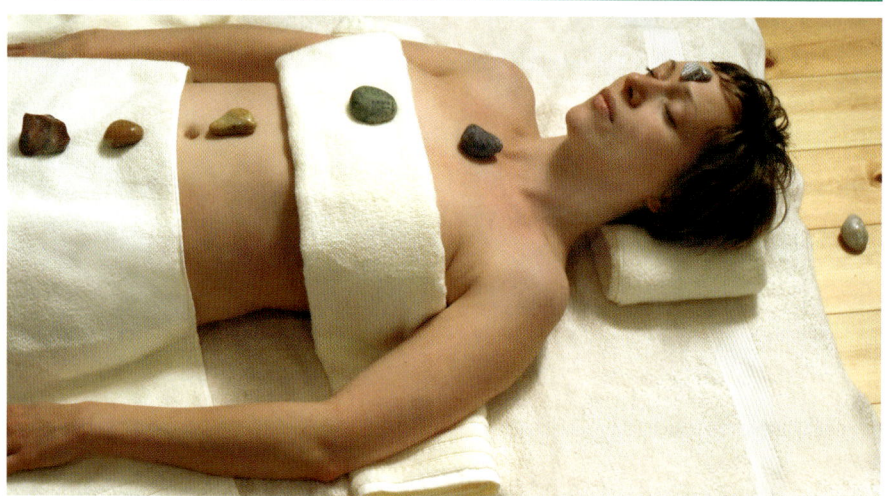

Für diese Chakrenbehandlung bereiten wir eine flache Schale mit unterschiedlichen Heilsteinen vor, die leicht vorgewärmt sein sollten.

Unsere Klientin liegt auf dem Rücken, entweder auf einer Unterlage auf dem Boden oder auf einer Massageliege. Wir setzen oder stellen uns neben sie und stimmen uns einige Atemzüge lang auf die Behandlung ein, bis wir miteinander in Resonanz kommen. Die Schale mit den Heilsteinen stellen wir so neben uns, dass wir diese mit der Hand gut erreichen können.

Wir beginnen, indem wir eine Hand in die Aura über das Wurzelchakra führen. Je nach Energiefeld unserer Klientin wird sich unsere Hand zwischen wenigen Zentimetern bis etwa 30 Zentimetern über dem Wurzelchakra befinden und nach einer Weile werden wir die Energie dieses Chakras wahrnehmen. Nun lassen wir die andere Hand intuitiv den richtigen Stein aus der Schale nehmen und legen ihn auf das Wurzelchakra (Schambein).

Im nächsten Schritt führen wir die Hand in der Aura über das Sakralchakra, bis wir die Energie dieses Chakras spüren können, lassen unsere andere Hand wieder intuitiv einen passenden Stein für dieses Chakra aus der Schale wählen und legen diesen zwei bis drei Finger breit unter den Bauchnabel. Das beschriebene Vorgehen wiederholen wir nun auch für den Solarplexus und legen den Stein etwa drei Finger breit über den Bauchnabel. Der Stein für das Herzchakra findet auf Brusthöhe in der Körpermitte seinen Platz, der für das Halschakra knapp unterhalb der Kehlkopfgrube. Zum Schluss folgt der Stein für das Stirnchakra, er wird direkt oberhalb der Nasenwurzel auf die Stirn gelegt. Das Kronenchakra kann frei bleiben. Sollten Sie einen Stein für das Kronenchakra wählen, achten Sie bitte darauf, ihn in entsprechendem Abstand (mindestens 30 bis 50 cm) oberhalb des Kopfes zu platzieren, er könnte sonst einen unangenehmen Druck auslösen.

Liegen alle Heilsteine auf den Chakren, lassen wir unsere Klientin eine Weile ruhen (etwa 10 Min.). Anschließend nehmen wir die Steine vorsichtig vom Körper. Gelegentlich werden uns einige wie festgesaugt erscheinen. Diese sollten noch eine Weile wirken, bevor wir erneut versu-

chen sie abzuheben. Wenn alle Steine entfernt sind, spürt die Klientin allgemein eine Veränderung in ihrem Körper. Zum Abschluss erkundigen wir uns nach dem Befinden der Klientin und lassen sie noch einen Moment ausruhen.

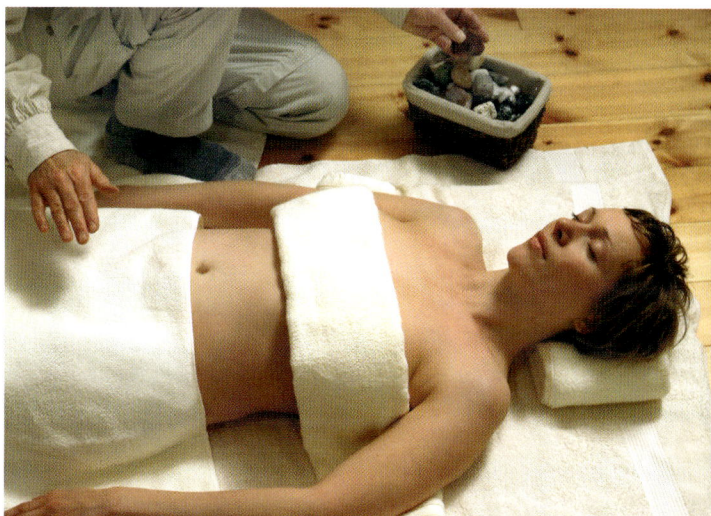

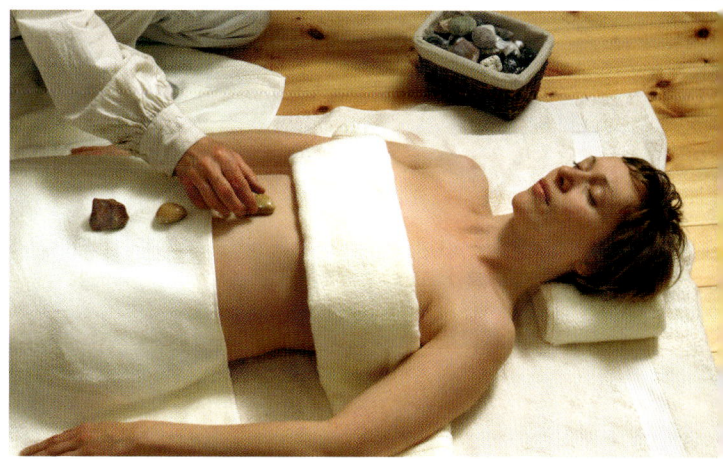

Chakrenbehandlung mit warmen Basalten

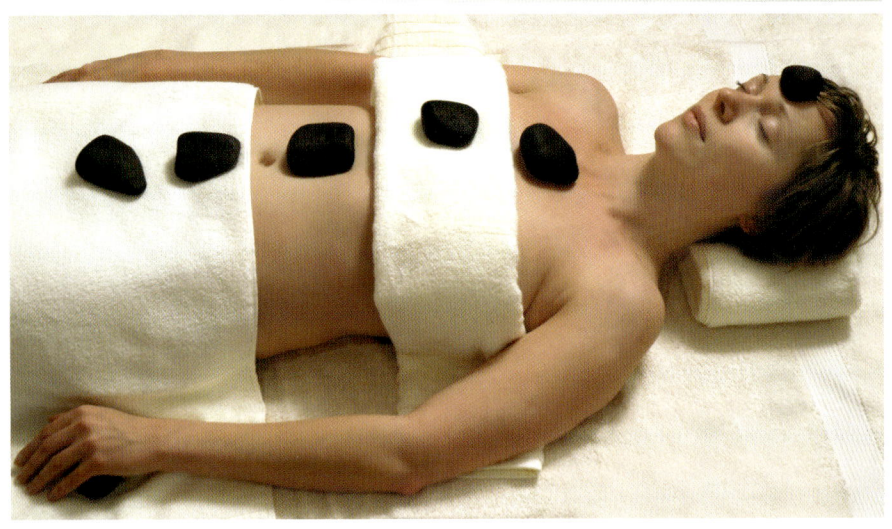

Die Chakrenbehandlung mit warmen Basalten kann als eigenständige Behandlung oder als Einstimmung für die Hot-Stone-Rückenmassage angewendet werden.

Für diese Anwendung werden die Basalte wie für die Hot-Stone-Rückenmassage (siehe Seite 108) am besten in einem Wasserbad auf ungefähr 50 °C erwärmt. Die Steine brauchen etwa 15 bis 20 Minuten, dann haben sie die richtige Temperatur erreicht. Hält man diese Zeit nicht ein, kühlen sie bei der Anwendung zu schnell ab.

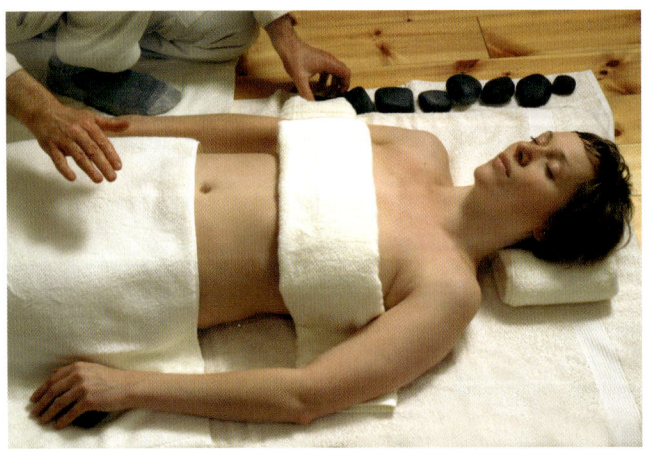

Zur Behandlung nehmen wir die vorgewärmten Basalte aus dem

Wasserbad, wickeln sie zum Trocknen in ein Handtuch und legen dieses griffbereit neben die Behandlungsliege bzw. Unterlage.

Während unsere Klientin entspannt auf dem Rücken liegt, geben wir einen Stein unter jeden Fuß und jeweils einen Basalt in die rechte und die linke Hand. Anschließend stellen oder setzen wir uns neben sie und beginnen die Behandlung mit der Einstimmung, wie sie ab Seite 94 als Chakren-Behandlung mit ausgewählten Heilsteinen beschrieben ist.

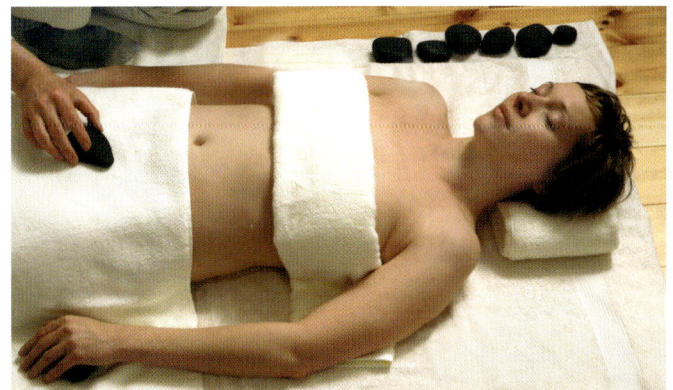

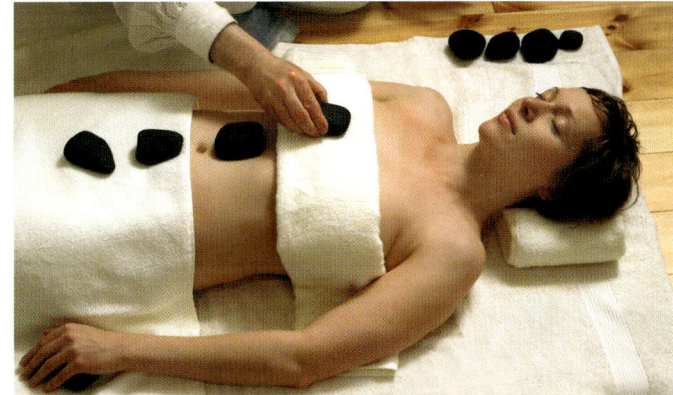

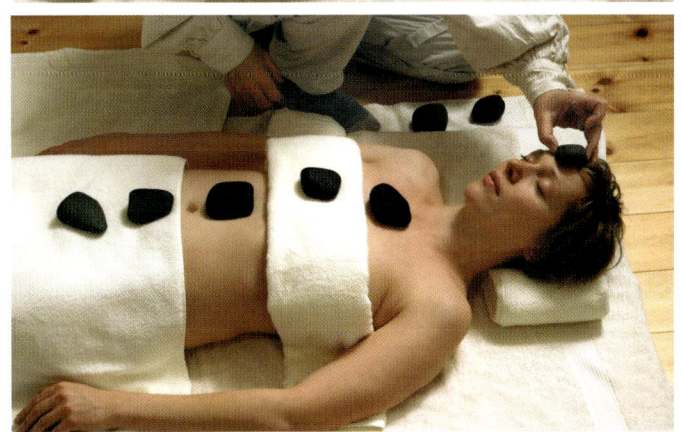

97

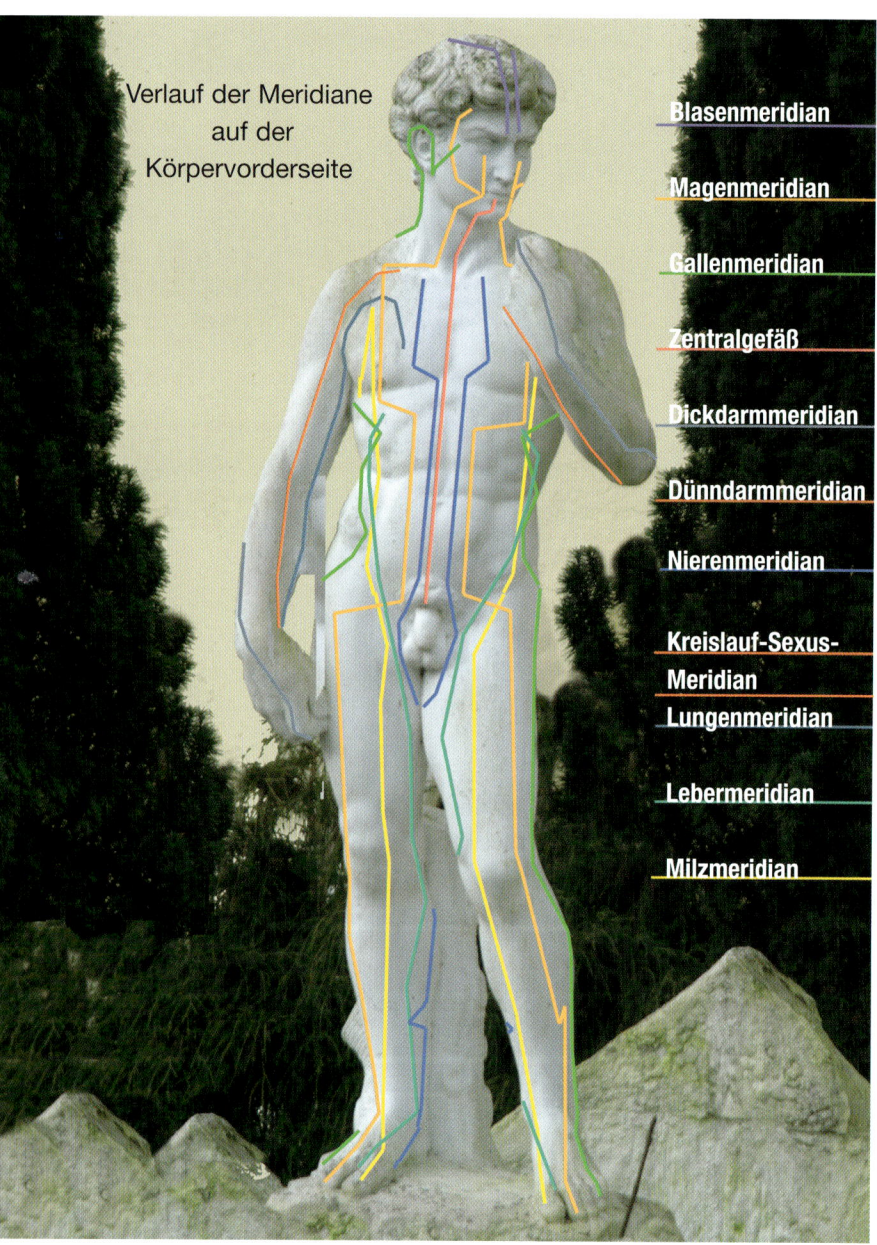

Verlauf der Meridiane
auf der
Körpervorderseite

Blasenmeridian

Magenmeridian

Gallenmeridian

Zentralgefäß

Dickdarmmeridian

Dünndarmmeridian

Nierenmeridian

Kreislauf-Sexus-
Meridian

Lungenmeridian

Lebermeridian

Milzmeridian

Akupressur mit Heilsteinen

Bereits vor Jahrtausenden wurde in China das Energiesystem des Menschen erforscht und vor über 2000 Jahren zum ersten Mal die Energieleitbahnen der Meridiane beschrieben. Es handelt sich bei den Meridianen um feinstoffliche Leitlinien, die den menschlichen Körper durchziehen. Die heutige chinesische Lehre mit zwölf Meridianen und 365 Akupunkturpunkten, die sich überwiegend auf den Meridianen befinden, gilt seit der chinesischen Kulturrevolution als verbindlich. Vorher arbeiteten chinesische Ärzte mit bis zu siebzig Meridianen und über 2000 Akupunkturpunkten.

Die heute verwendeten zwölf Meridiane bilden sechs Meridianpaare, die jeweils spiegelbildlich auf beiden Körperhälften verlaufen. Fünf Meridianpaare werden Organen zugeordnet, deren Namen uns vertraut sind. Sie bilden jeweils einen Energieausgleich zwischen aktiver und passiver Polarität (Yin/Yang) und

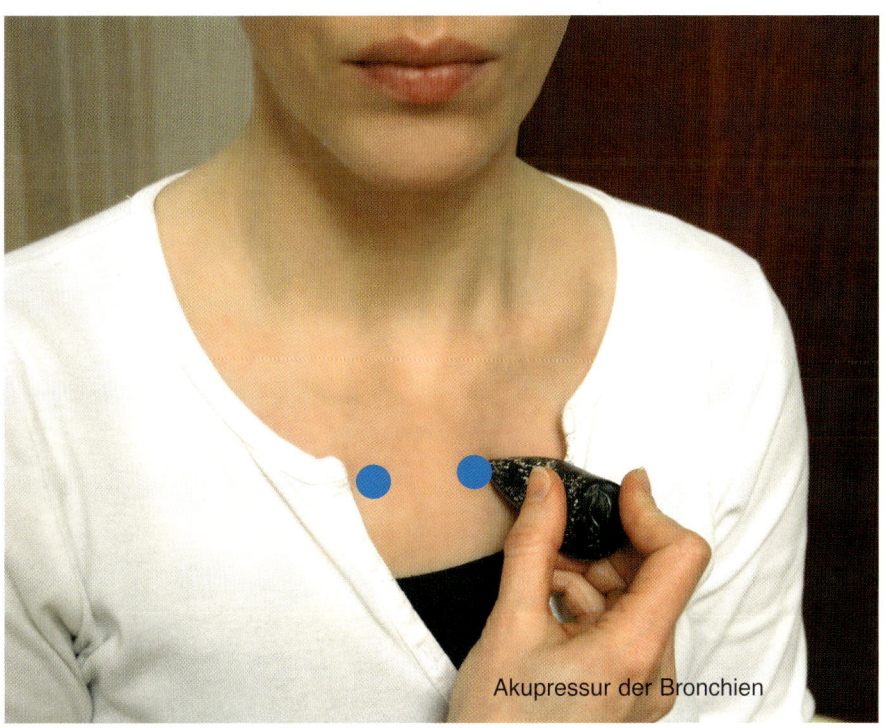

Akupressur der Bronchien

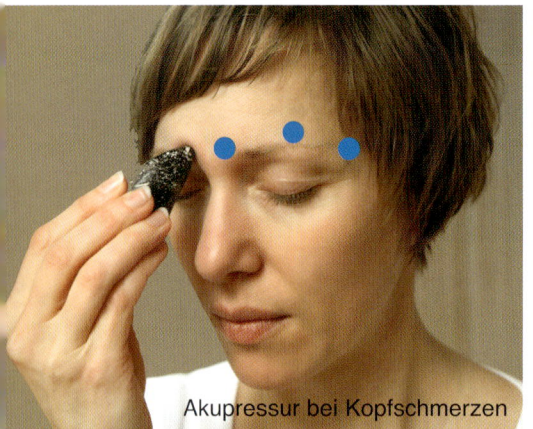

Akupressur bei Kopfschmerzen

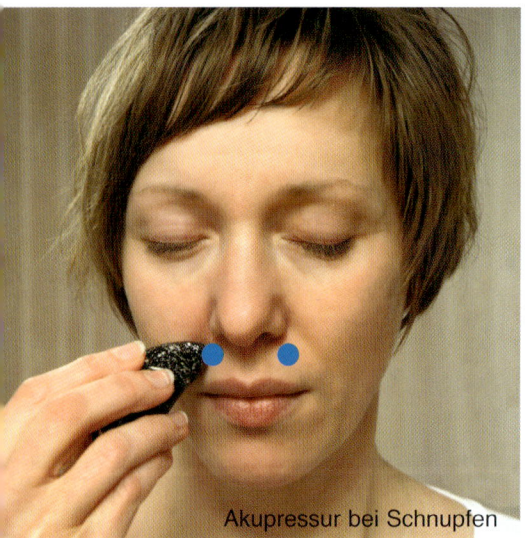

Akupressur bei Schnupfen

das betreffende Organ im Mittelpunkt der Behandlung sondern deren Energiefeld bzw. Energieleitbahn. Entscheidend ist auch hier ein ausgeglichener und harmonischer Energiefluss im gesamten Körper. Aus chinesischer Sicht führt ein gestörter Energiehaushalt im Körper zu Unwohlsein oder Krankheit. Es ist dabei nicht entscheidend, ob das betreffende Organ oder Gewebe zu viel oder zu wenig an Energie aufweist.

Die Anwendung von Heilsteinen in Verbindung mit Akupunkturpunkten bietet eine effektive Behandlungsmethode. Aus der Akupressur ist bekannt, welche Wirkung nur durch das Drücken bestimmter Punkte auf der Haut im Körper ausgelöst werden kann. Verwenden wir nun noch einen passenden Stein, um diesen Punkt zu stimulieren, wird die Wirkung erheblich gesteigert. Zu Beginn der Behandlung sollte der Stein auf dem Anfangspunkt eines Meridians ruhen, oder man streicht vorsichtig mit einem weißen Quarz oder schwarzen bzw. weißen Flint den Meridian entlang. „Hakt" der Stein an einer Stelle, können wir dort verweilen und diese Zone mit leichten Kreisbewegungen sanft massieren. Reagiert der Punkt auf leichten Druck mit einem unangenehmen Gefühl oder gar mit Schmerzen, werden wir den „richtigen" Punkt getroffen haben. Wir lassen den

sind wie folgt zusammengefasst: Lunge (Yin) / Dickdarm (Yang), Herz (Yin) / Dünndarm (Yang), Leber (Yin) / Galle (Yang), Milz (Yin) / Magen (Yang) und Nieren (Yin) / Blase.
Wie bei den Reflexzonen- oder Chakren-Behandlungen steht nicht

Stein zunächst nur auf der betreffenden Stelle ruhen und beginnen nach einer Weile ganz sanft leicht kreisende Bewegungen auszuführen. Ganz allmählich ändern wir den Druck dieser Kreisbewegungen, indem wir ihn rhythmisch etwas verstärken und wieder zurück nehmen.

● Herz-/Dünndarmmeridian
Farbe: ROT, Element: FEUER
Steine: Granat, roter Flint, roter Porphyr

● Kreislauf-Sexus-/Dreifacher Erwärmermeridian
Farbe: ROT, Element: FEUER
Steine: Granat, roter Flint, roter Porphyr

● Magen-/Milz-Pankreasmeridian
Farbe: GELB, Element: ERDE
Steine: gelber Flint, gelber Quarzit

● Galle-/Lebermeridian
Farbe: GRÜN, Element: HOLZ
Steine: Epidot, grüner Sandstein

● Nieren-/Blasenmeridian
Farbe: BLAU, Element: LUFT
Steine: blauer Quarz oder Granit mit blauen Quarzen

○ Lunge-/Dickdarmmeridian
Farbe: WEISS, Element: METALL
Steine: weißer Quarz oder Glimmerschiefer

Über Meridiane und Akupressur-Anwendung bietet der Buchhandel eine reiche Auswahl an.

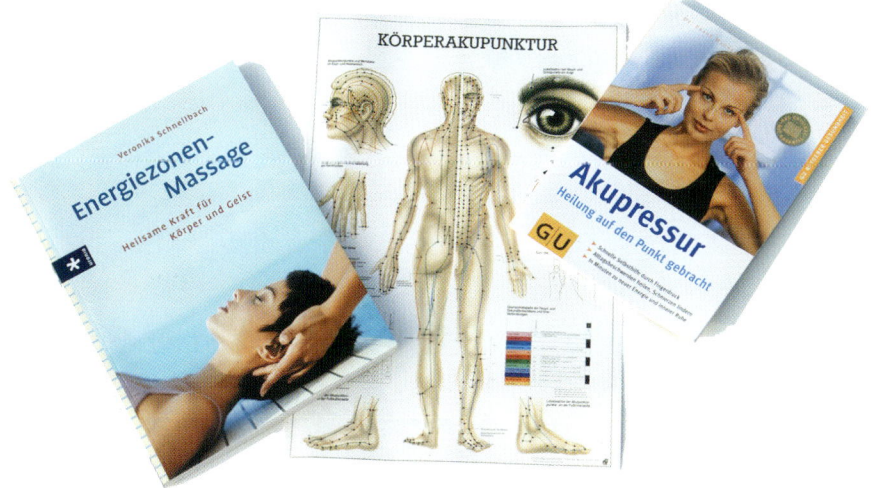

Reflexzonen der Füße

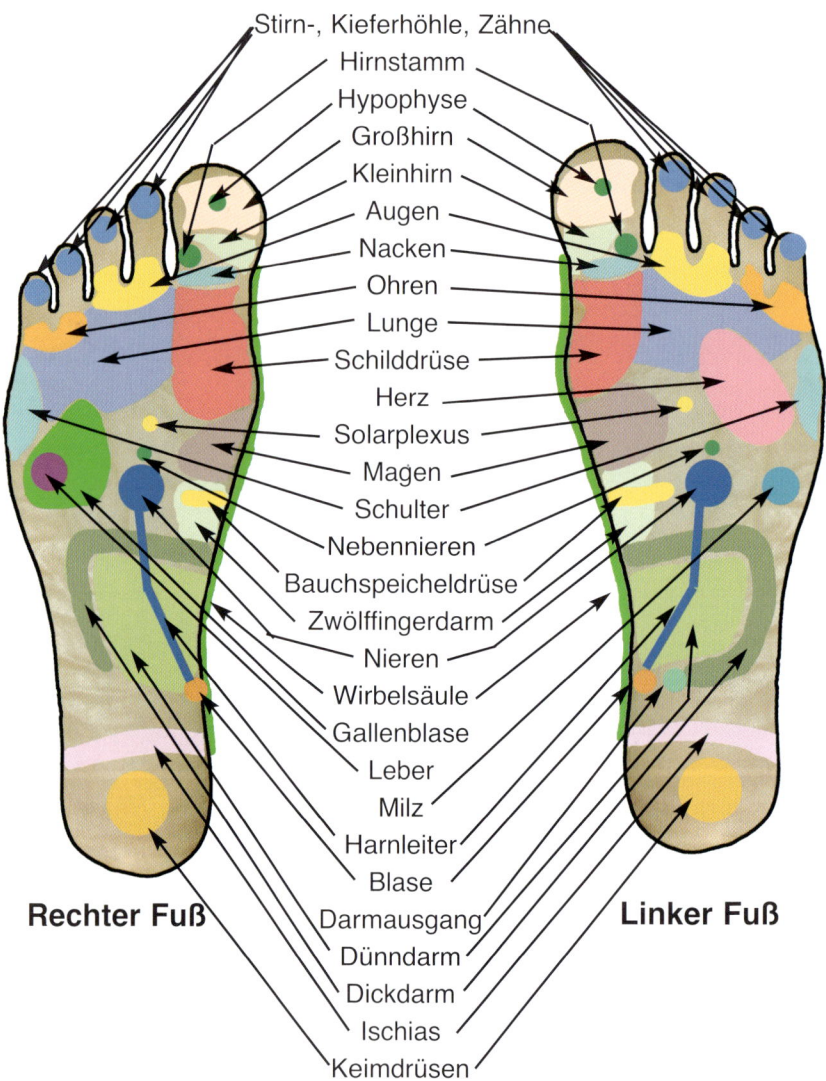

Stirn-, Kieferhöhle, Zähne
Hirnstamm
Hypophyse
Großhirn
Kleinhirn
Augen
Nacken
Ohren
Lunge
Schilddrüse
Herz
Solarplexus
Magen
Schulter
Nebennieren
Bauchspeicheldrüse
Zwölffingerdarm
Nieren
Wirbelsäule
Gallenblase
Leber
Milz
Harnleiter
Blase
Darmausgang
Dünndarm
Dickdarm
Ischias
Keimdrüsen

Rechter Fuß

Linker Fuß

Reflexzonen-Massage mit Flint oder Quarz

Der Ursprung der Reflexzonen-Massage reicht weit zurück. Die älteste bekannte Darstellung einer Fußmassage ist 4500 Jahre alt und stammt aus dem Grab eines ägyptischen Arztes. Im 14. Jahrhundert kannte man in Europa ebenfalls Behandlungsmethoden, mit denen man durch das Massieren bestimmter Punkte am Körper Einfluss auf innere Organe oder die psychische Verfassung nehmen konnte.

Die Stimulierung der Reflexzonen ist als Massage der Hand-/Fußreflexzonen wohl am bekanntesten. Auch wenn die Wirkungsweise von Reflexzonen und Steinen für unser Bewusstsein oft nicht nachvollziehbar ist und deren Wirksamkeit wissenschaftlich nicht nachgewiesen werden kann, zeigt die Arbeit mit ihnen doch überwiegend erstauliche Erfolge. Neben der klassischen Fußreflexzonen-Massage ist deren Ausübung bei gleichzeitiger Verwendung von Steinen zur Stimulierung eine Verbindung zweier Massagetechniken, die sich energetisch optimal ergänzen. Durch den Einsatz des passenden Steins lässt sich die Wirkung der Massage deutlich verstärken. Besonders vielseitig kann Flint eingesetzt werden. Flint besteht aus mikroskopisch kleinen Siliziumdioxyd-Kristallen (SiO_2). Silizium,

neben Sauerstoff das häufigste Element der Erdkruste, ist auch Bestandteil vieler Zellen der Organe und Gewebe unseres Körpers. Bei der Massage mit dem gewählten Stein wird nicht etwa, wie oft vermutet, Kristallstaub des Steins in die Haut massiert, sondern hier geht es um einen rein energetischen Prozess. Unser Körper reagiert auf die

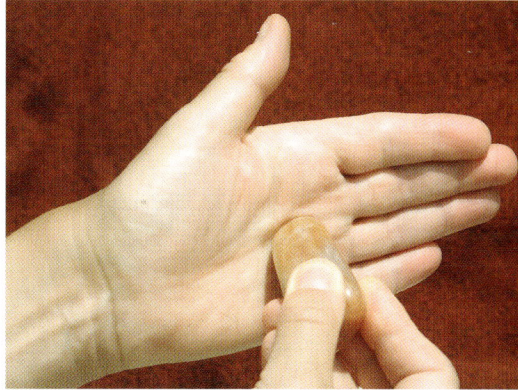

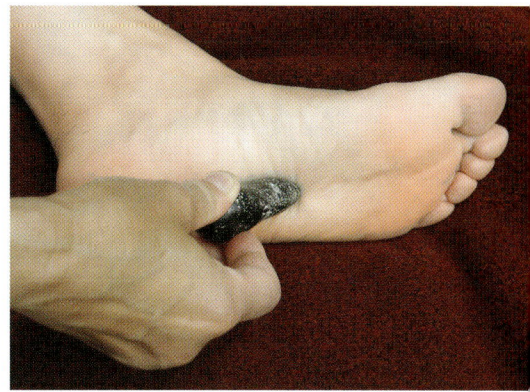

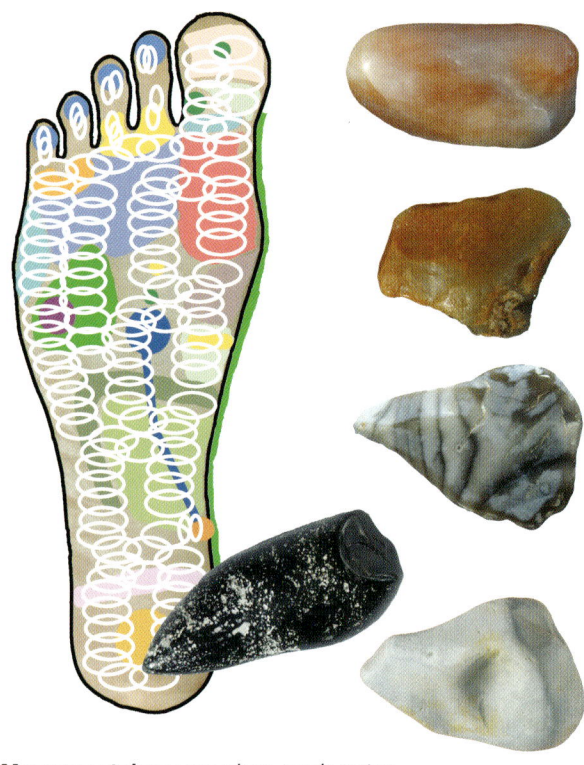

in der Hand liegt, vorzugsweise ein Stein in Griffelform. Die Natur hat in weiser Voraussicht schon vor 70 Millionen Jahren dafür gesorgt, dass wir heute für die verschiedensten Zwecke an den Stränden, auf Steinhaufen, neben den Feldern oder in der Heide Flinte in Griffelform oder mit einer abgerundeten Spitze finden können. Flint kommt in Norddeutschland und Dänemark in vielen Farben vor. Je nachdem, ob Sie einen Bereich aktivieren, beruhigen oder harmonisieren wollen, greifen wir zum entsprechenden Stein.

Massagesteine: *von oben nach unten*
- *rötlicher Quarzit*
- *bernsteinfarbener Flint*
- *gestreifter Flint*
- *schwarz-weißer Flint*
- *weißer Flint*
- *weißer Quarzit*

● **Rot** – wirkt aktivierend (nicht bei Entzündungen anwenden),

○ **Weiß** – harmonisierend (ideal für Magen und Darm),

● **Schwarz** – stärkend, beruhigend, schützend.

● **Bernsteinfarben** – beruhigend, das Herz stärkend.

Schwingung des Steins, er tritt mit ihm in Resonanz. Dieser Schwingungsaustausch macht die verstärkende Wirkung der Reflexzonenmassage aus. Für die Massage ist jedoch ein Stein erforderlich, der eine abgerundete Spitze hat und gut

Durchführung der Massage

Wir beginnen am rechten Fuß. Mit dem gewählten Stein streichen wir sanft über die Reflexzonen der Wirbelsäule. Löst die Behandlung an einem Punkt oder in einem Bereich eine auffällige Reaktion aus oder wird diese als unangenehm empfunden, verweilen wir an dieser Stelle. Der Stein sollte dort ohne Druck und Bewegung einige Zeit ruhen, bis dieser etwas ins Gewebe einzusinken scheint. Wir empfehlen mit einem schwarzen oder weißen Flint zu beginnen. Anschließend können Sie testen, ob ein aktivierender Stein angenehmer empfunden wird. Mit dem nun ausgewählten Stein beginnen wir die eigentliche Massage und tasten unter sanftem Druck in kleinen Kreisbewegungen die Reflexzonen auf der gesamten Fußsohle ab. Während die Kreisbewegungen ausgeführt werden, ändern wir rhythmisch den Druck. Am besten lässt sich diese rhythmische Bewegung steuern, indem wir beim Einatmen den Druck etwas verstärken und diesen beim Ausatmen zurücknehmen. Die gleiche Vorgehensweise können wir an den Reflexzonen der Hände anwenden.

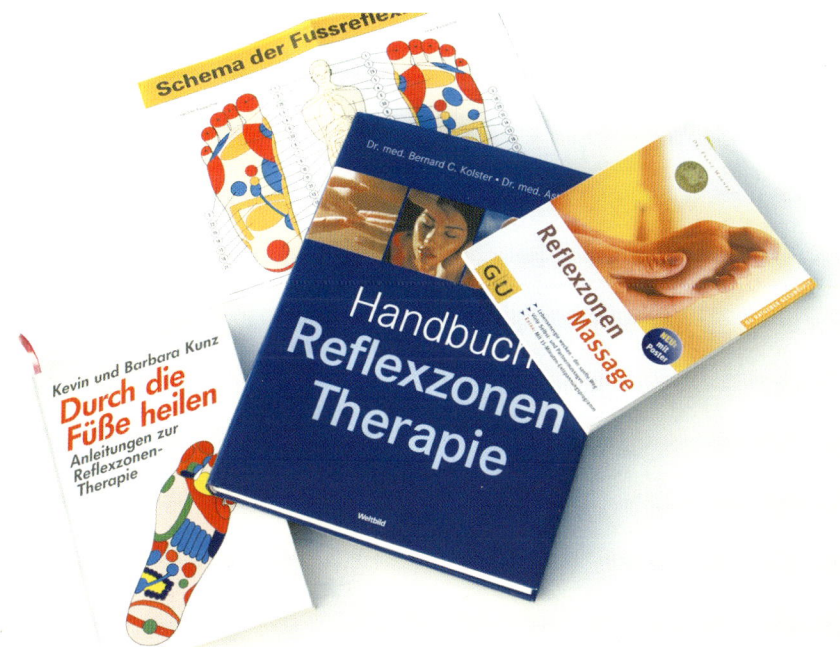

Massageöle

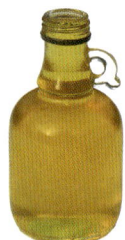

Neben Sesam- und Jojobaöl haben sich Mandelöl, Raps- und Sonnenblumen- sowie Olivenöl als Massageöle bestens bewährt.

Sonnenblumenöl unterstützt das Austrocknen fettiger Haut, wirkt antiseptisch und wärmend bei Gelenkschmerzen.

Sesamöl gilt im Ayurveda als das bekannteste Reinigungs- und Heilöl. Es ist mild nussig, bietet einen leichten Sonnenschutz, verjüngt die Haut und wirkt antiseptisch.

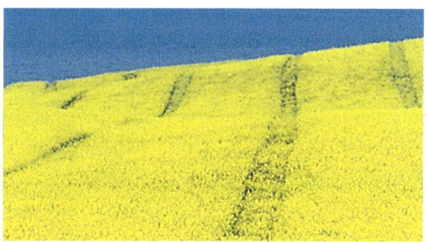

Rapsöl lässt die warmen Basalte gut auf der Haut gleiten, es enthält Vitamin K und wirkt antiseptisch.

Olivenöl wirkt schmerzlindernd und hautpflegend, schützt vor Sonnenbrand (Schutzfaktor 3–4).

Johanniskrautöl (Blüten in Olivenöl eingelegt) wirkt stark schmerzlindernd bei rheumatischen Gelenkbeschwerden, Nervenschmerzen, Muskelkater, Verstauchungen sowie Hexenschuss und ist stimmungsaufhellend.

Vorsicht: Johanniskrautöl erhöht die Lichtempfindlichkeit der Haut.

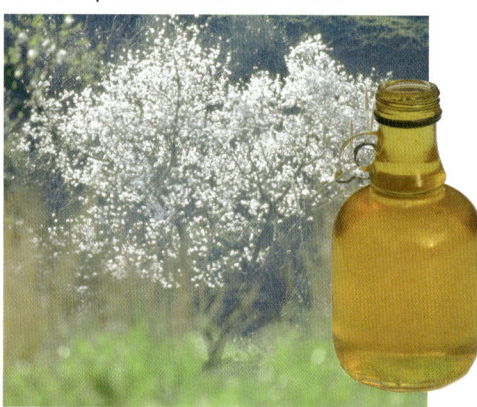

Mandelöl gehört zu den klassischen Massageölen. Es ist leicht und zieht schnell ein, unterstützt den Feuchtigkeitsgehalt der Haut, ist empfehlenswert bei empfindlicher, trockener und spröder Haut (auch für Babys).

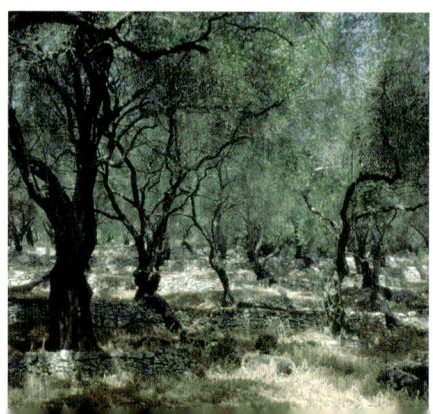

Wirkung der Massagen

Wirkungen der Massage

Eine Massage wirkt immer ganzheitlich, auf Körper, Geist und Seele. Die nachstehend aufgeführten Wirkungen geben nur einen kleinen, ausgewählten Auszug aus dem gesamten Spektrum wieder:

- Beruhigende Wirkung bei Stress
- Linderung von Spannungskopfschmerzen
- Verbesserung der Durchblutung
- Entgiftung
- Positive Wirkung bei Rückenschmerzen und Muskelverspannungen
- Verbesserte Stoffwechseltätigkeit
- Verbesserte Immunität
- Ruhigerer Schlaf

Wann sollte nicht massiert werden

Durch Massagen wird ein starker Energiefluss im gesamten Körper angeregt. Deshalb sollte bei akuten Beschwerden nur in Absprache mit dem behandelnden Heilpraktiker oder Arzt massiert werden. Bei fieberhaften Infekten, ansteckenden Hauterkrankungen, Verbrennungen, frischen oder unverheilten Wunden sollte ebenso auf eine Massage verzichtet werden, gleiches gilt bei Venenentzündungen, Krampfadern oder Thromboseneigung.

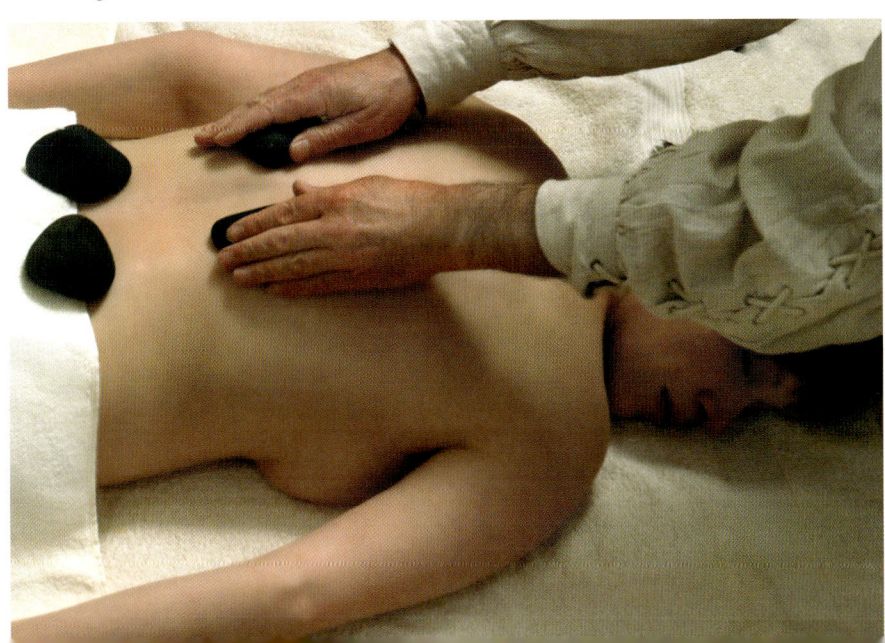

Hot-Stone-Rückenmassage mit Basalten

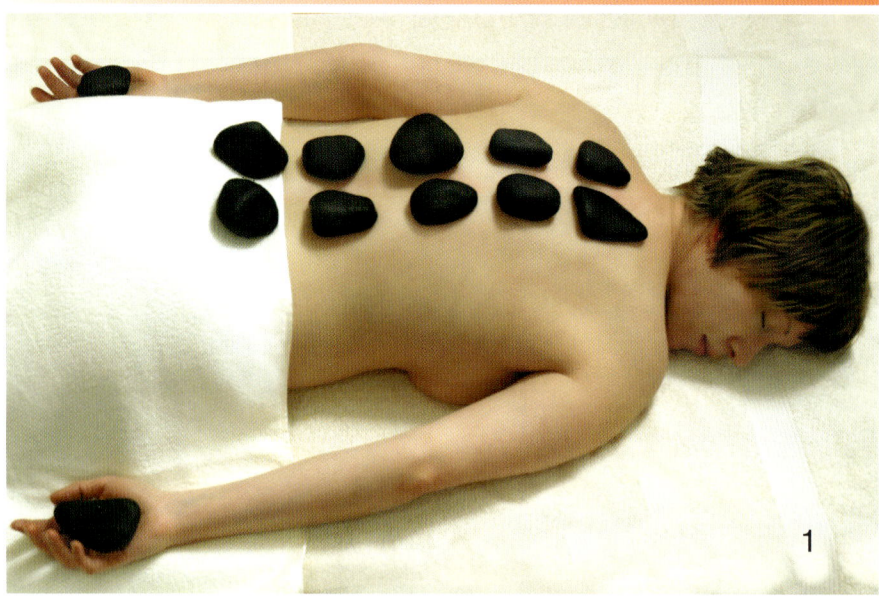

1

Basalte entfalten in der Hot-Stone-Massage ihre intensivste Wirkung. Dafür werden die Basalte in einem Wasserbad auf 40–50 °C vorgewärmt. Anfangs legt man die warmen Steine (Abbildung 1) auf den Körper, bevor begonnen wird, sanft mit ihnen zu massieren.

Die Hot-Stone-Massage kommt ursprünglich aus Hawaii und wird im letzten Jahrzehnt in der gesammten westlichen Welt angewendet.

Im Kosmetik- und Wellnessbereich ist sie heute kaum noch wegzudenken. Die dort verwendeten Steine kommen überwiegend als naturgeschliffene Steine aus Hawaii oder als industriell bearbeitete Steine aus dem Süddeutschen Raum.

An den Küsten der Nord- und Ostsee lassen sich jedoch ebenso gut geeignete Basalte für die Anwendung in der Hot-Stone-Massage finden. Basalte, die mit den Gletschern der Eiszeit aus den skandinavischen Vulkangebieten nach Norddeutschland und Dänemark geschoben wurden, liegen an fast allen steinigen Strandabschnitten. Manchmal bedarf es etwas mehr Geduld, um die begehrten, abgeflachten Steine zu finden, die für die Massage am geeignetsten sind. Aber Strände, an denen die Steine durch die Brandung reichlich bewegt und geschliffen werden, versprechen eine reiche Ausbeute.

Neben Basalten können auch andere Strandsteine erfolgreich für die Massage eingesetzt werden. Nur Flint-Steine sollten nicht verwendet werden, weil sie durch die Temperaturschwankungen, besonders bei der Reinigung, Spannungsrisse bekommen können.

Mit den stärker aktivierenden Rhombenporphyren und den sehr sanft wirkenden weißen Quarziten konnten wir gute Erfahrungen sammeln.

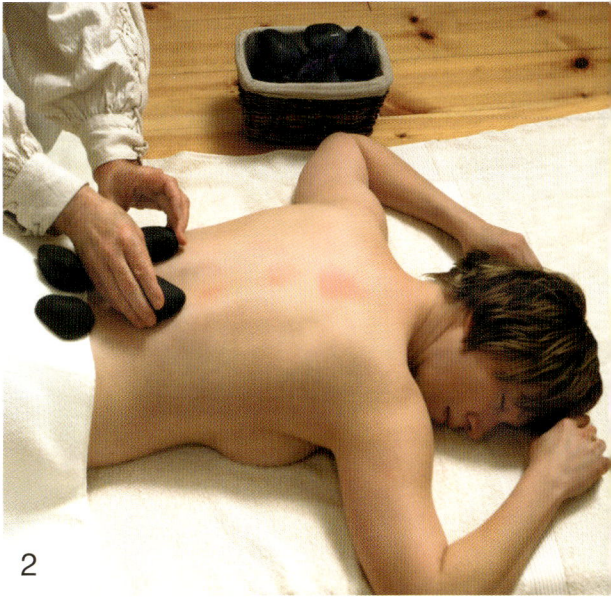

2

Bild oben: Die Basalte werden abgehoben.

Bild unten: Die Massage wird mit einigen Streichungen ohne Steine eingeleitet.

Vorbereitung der Massage

Damit eine Hot-Stone-Behandlung wirkungsvoll durchgeführt werden kann, sollten einige Vorbereitungen getroffen werden.

Der Massierende sollte entspannt sein und sich während der Behandlung stets auf sein Vorgehen konzentrieren.

Ringe und Armbänder unbedingt ablegen, wichtig sind auch warme Hände und kurze Fingernägel. Nach der Massage sollten die Hände immer unter fließendem Wasser gereinigt werden, um auf-

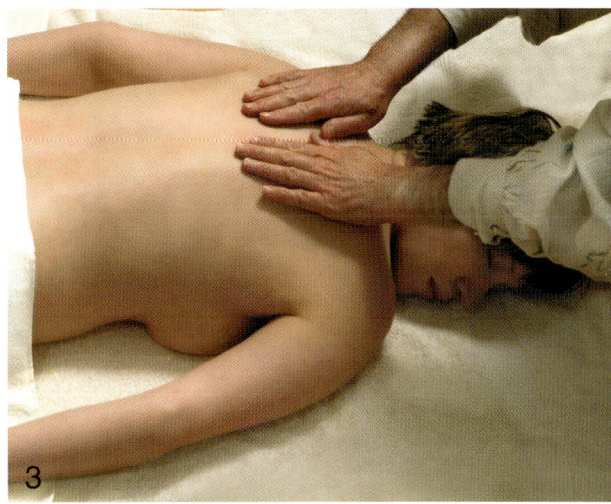

3

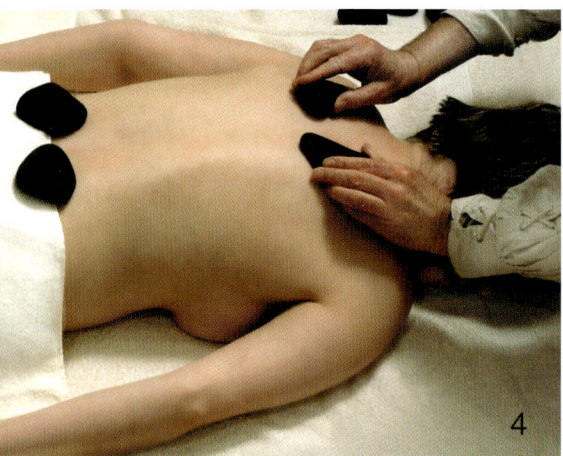

Die Haut muss bei der Hot-Stone-Massage gut eingeölt sein, sonst bietet sie zu viel Reibungswiderstand. Und halten Sie genügend Basalte bereit. Durch die Streichbewegungen kühlen die Steine schneller ab, als wenn sie nur aufgelegt werden.

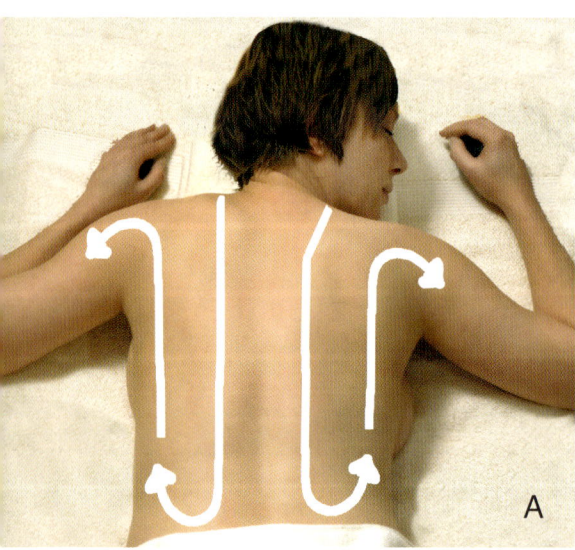

genommene Energien nicht zu speichern.

Die Raumtemperatur sollte mindestens 23 °C betragen.

Eine ruhige Atmosphäre und gedämpftes Licht tragen ebenfalls zur Entspannung bei.

Eine Decke sowie eine ausreichende Anzahl Hand- und Badetücher sollten bereit liegen zum Zudecken von Körperteilen, die nicht massiert werden. Für eine bequeme Lagerung sorgen Kissen oder eine Fußrolle und für warme Füße können Körnerkissen, Wärmflasche oder warme Basalte dienen.

Mit Entspannungsmusik und einer Duftlampe können Sie dem Raum eine eigene Wohlfühl-Atmosphäre geben. Dabei ist es empfehlenswert, die Klientin nach ihren Vorlieben zu fragen und Sie die ätherischen Öle für die Duftlampe auswählen zu lassen.

Wichtig!
Achtsamkeit während der gesamten Behandlung!

Erkundigen Sie sich in einem Vorgespräch nach Verletzungen, Narben oder anderen Schmerzpunkten. An diesen Stellen wird nur sehr sanft oder gar nicht massiert, auch auf Knochen und der Wirbelsäule massieren wir mit den Steinen nicht.

Rückenmassage

Ziel der Hot-Stone-Massage ist das freie Fließen der Lebensenergie und dass eventuell vorhandene Blockaden aufgelöst werden.

Alle Massageanwendungen sollten bewusst und langsam ausgeführt werden. Der während der Massage ausgeübte Druck kann von sanft bis kräftig variieren.

Vorsicht: An Schulterblättern und Rippen kann zuviel Druck schmerzhaft sein.

Die Basalte werden wiederum in einem Wasserbad auf etwa 50 °C erwärmt. Die Steine sollten gut durchgewärmt sein, sonst kühlen sie bei der Massage zu schnell ab. Sie werden feststellen, dass die Steine beim Auflegen ihre Wärme lange halten, beim Massieren aber deutlich schneller abkühlen.

Zunächst legen wir die Steine nur auf den Körper. Dazu werden die Basalte entweder in einer Reihe auf die Wirbelsäule oder in zwei Reihen neben die Wirbelsäule gelegt. Zusätzlich können der Klientin flache Steine unter Ober- und Unterbauch (Solarplexus und Sakralchakra) geschoben sowie je ein Stein in die Hand gegeben werden. Anschließend wird der Rücken zugedeckt, um die Wärme zu halten. Nach etwa fünf bis acht Minuten sind Gewebe und Muskulatur des Rückens gut durchgewärmt und die Massage kann

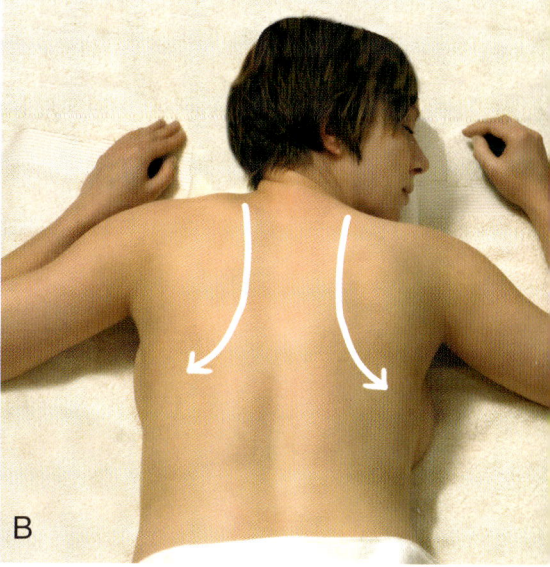

B

Zwischen den einzelnen Massageschritten erfolgt eine Ausstreichung (Bild A)

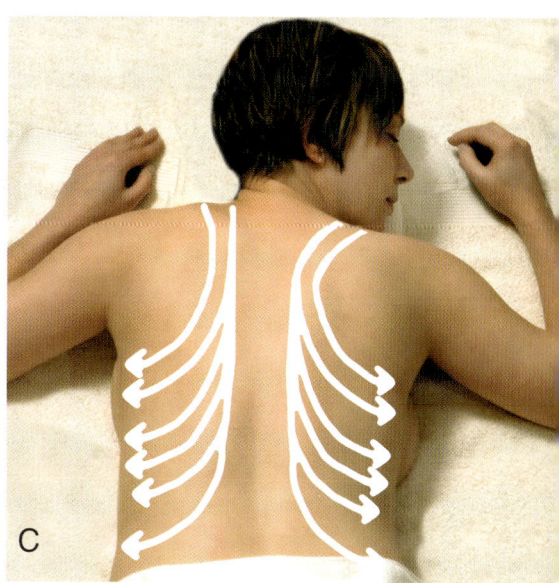

C

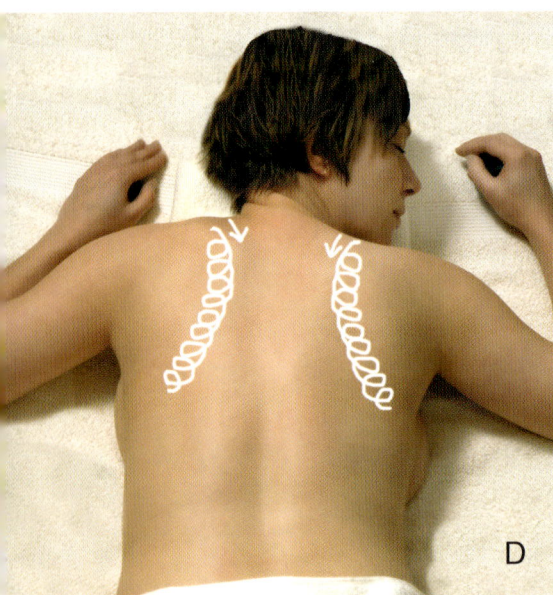

D

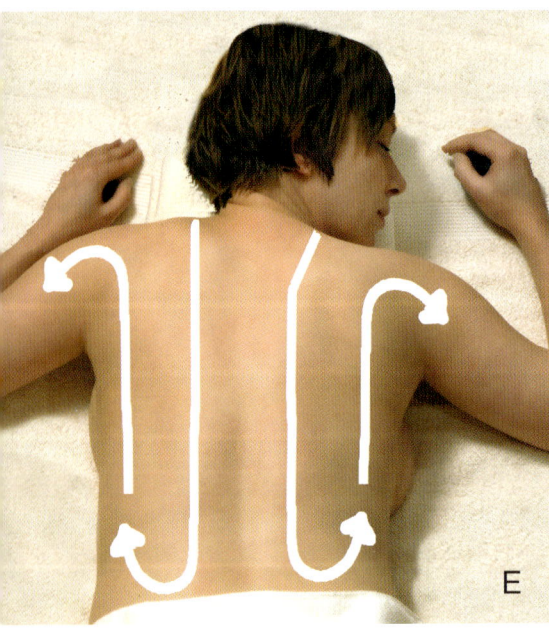

E

beginnen. Dazu wird Massageöl mittels sanfter Streichbewegungen vom Schulterbereich über den gesamten Rücken verteilt.

Nun nehmen wir zwei Basalte, die gut in der Hand liegen und platzieren einen Stein auf dem unteren Rücken (Sakralbereich) und einen zwischen den Schulterblättern. Für etwa eine Minute stimulieren wir den unteren Rückenbereich mittels Sakralstein mit sanften Bewegungen. Wichtig: **Mit Ausnahme dieser sanften Stimulierung wird die Wirbelsäule nicht direkt massiert.** Die eigentliche Massage beginnt, indem wir mit den warmen Steinen vom Nacken aus neben der Wirbelsäule über den gesamten Rücken streichen (Bild A). Dem schließt sich das Ausstreichen entlang der Schulterblätter zu beiden Seiten an (Abb. B). Es folgen die Seitenpartien und die Rippenbögen (Abb. C). Die Muskulatur um das Schulterblatt wird mit kreisenden Bewegungen (Friktionen) massiert (Abb. D). Abschließend erfolgt zunächst ein Ausstreichen des gesamten Rückens mit den Steinen, dann mit den Händen (Abb. E). Zum Ausklang können für etwa zehn Minuten warme Basalte entlang der Wirbelsäule aufgelegt werden.

Anschließend folgt eine Ruhezeit von etwa zehn 10 bis 15 Minuten.

Aroma Massage mit heißen Basalten ausklingen lassen

Als sehr angenehm wird die Anwendung von heißen Basalten auch nach anderen Massagen empfunden, wie z. B. nach einer Aroma- oder Aroma-Energie-Massage. Dazu werden vor Beginn der Massage und in der Ruhephase nach der eigentlichen Massage, die ohne Steine erfolgt, warme Basalte auf den Rücken gelegt. Das Auflegen wird ebenso wie zu Beginn oder zum Abschluss der Hot-Stone-Massage ausgeführt. Man beginnt am Steißbein und legt die Basalte aufsteigend die Wirbelsäule hinauf bis zum Nacken oder in zwei Reihen direkt neben der Wirbelsäule.

Zusätzlich können zwei Steine im Bereich der Nieren platziert werden. Anschließend den Rücken gut zudecken.

Nach dem Abnehmen der Steine sollte die Klientin noch ca. 10 Minuten ruhen.

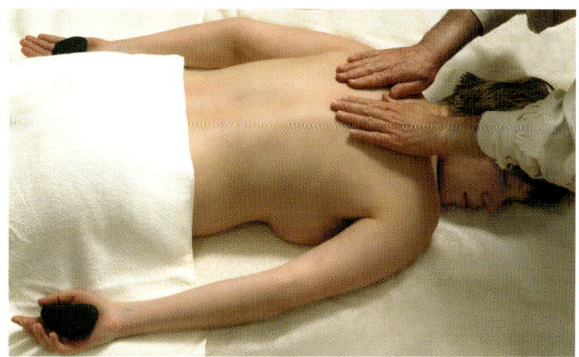

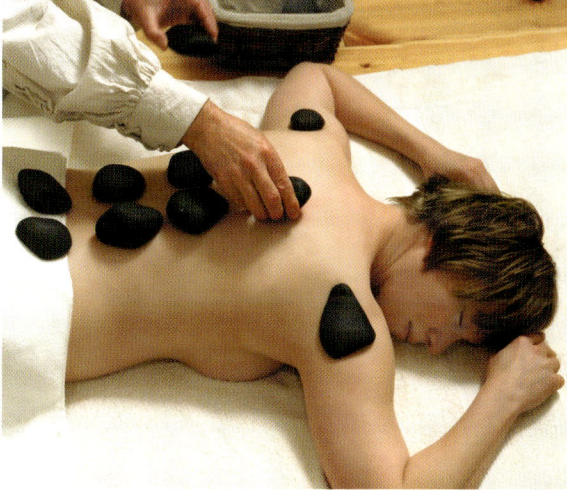

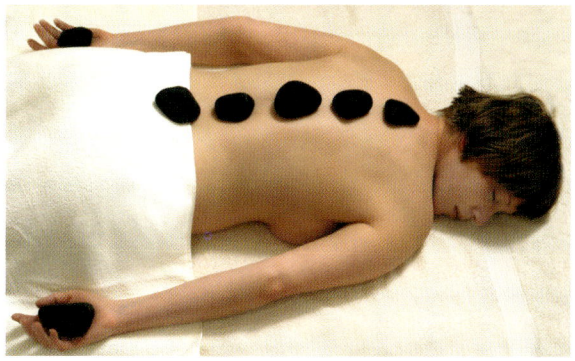

Steinwasser

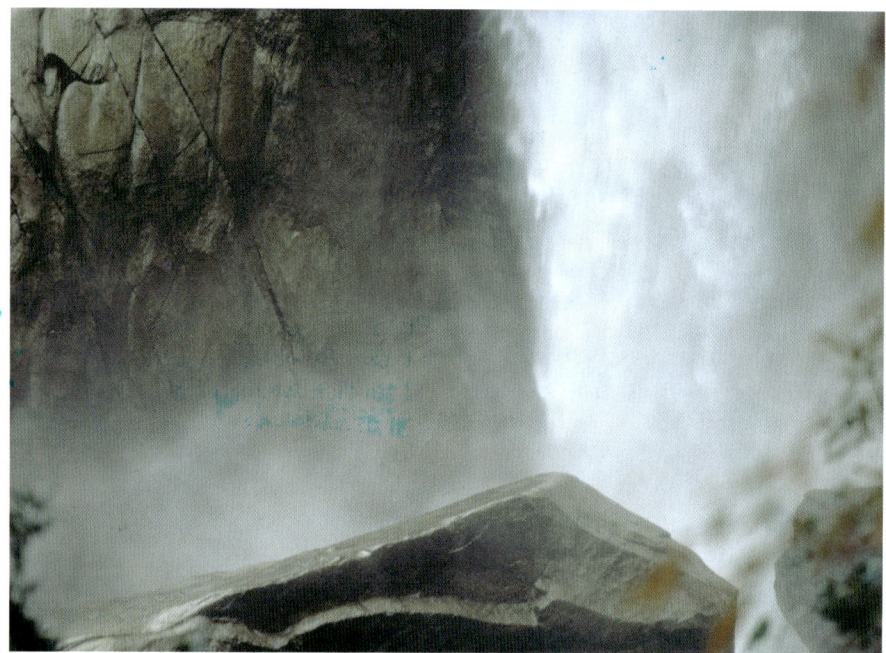

Wasser ist unser wichtigstes Lebensmittel und gutes Trinkwasser galt schon bei Kelten, Römern und Germanen als besonders wertvoll. Die Heilquellen waren oft heilige Orte, aus denen neben dem kostbaren Wasser auch heilende Energien aus der Tiefe der Erde aufsteigen konnten. Aber was bedeutet „GUTES WASSER"? Nach neuesten Forschungen wissen wir heute wieder, was unsere Vorfahren schon wahrnehmen konnten: Neben Mineralien, magnetischen Feldern oder Radioaktivität wird die Wasserqualität durch gespeicherte Schwingungs-Informationen verändert.

Welche Auswirkungen diese Wasserinformationen haben, zeigen die Forschungsergebnisse des japanischen Wasserwissenschaftlers Masaru Emoto, der durch seine beeindruckenden Fotos von Eis-Kristallen Auswirkungen der unterschiedlichsten Schwingungen nachgewiesen hat. Positive Informationen können z. B. mit harmonischen Klangschwingungen oder Heilsteinen auf das Wasser übertragen werden.

Dioskurides, der bedeutenste Pharmakologe des Altertums, beschreibt bereits im 1. Jh. n. Chr. in seiner „Arzneimittellehre" die Wirkung von Edelsteinwasser. Doch erst Hildegard von Bingen ist es durch ihre Forschungen und Schriften zu verdanken, dass diese Heilmethode aus ihrem Dornröschenschlaf erwachen konnte.

In der Steinheilkunde werden heute zahlreiche Edelsteine beschrieben, die für die Bereitung von Heilsteinwasser bei den unterschiedlichsten Beschwerden erfolgreich eingesetzt werden können. Doch wie können Steine das Wasser so verändern? Was geschieht mit dem Wasser, wenn ein Stein einige Stunden in einem Krug mit Wasser liegt?

Ebenso wie beim Auflegen eines Steins wirkt er durch seine Schwingung. Im Wasser überträgt der Stein seine Eigenschwingung (auch als Information bezeichnet) auf das Wasser. Durch die Speicherfähigkeit des Wassers wird die Schwingung des Heilsteins übernommen und damit wirkt es ähnlich wie der Stein selbst.

Im Heilsteinwasser befinden sich keine gelösten Mineralien sondern nur die Informationen des Steines.

Im Edelsteinhandel werden heute diverse Steine zur Herstellung von Edelsteinwasser angeboten, unter anderem Bergkristall, Rosenquarz, Amethyst und Calcedon. Für die Herstellung von Steinwasser können auch zahlreiche Strandsteine, wie z. B. Quarze und Flinte sehr erfolgreich verwendet werden. Und sie bieten uns zusätzlich einen entscheidenden Vorteil: Strandsteine sind garantiert rein und unbehandelt. Bei der Herstellung von Steinwasser ist die Reinheit des Steines noch wesentlich wichtiger als beim Auflegen des Steines.

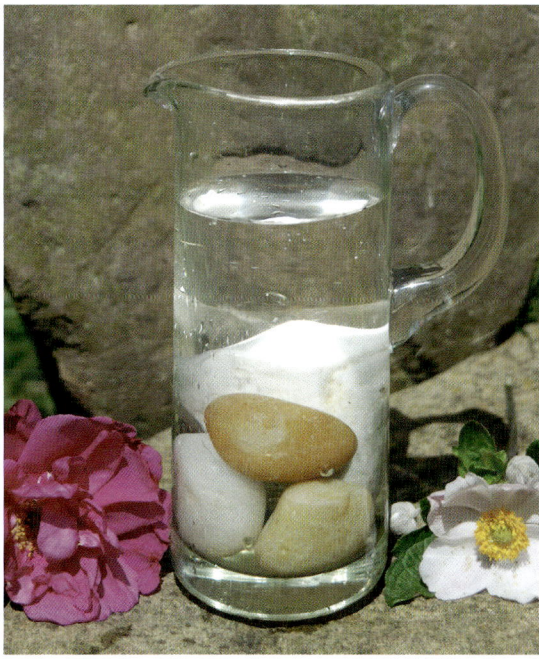

Herstellung von Steinwasser

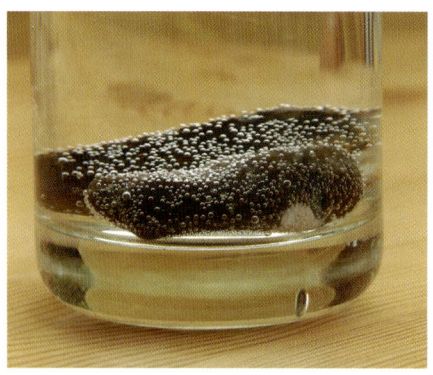

Kohlensäure) oder Quellwasser auf. Wollen Sie „nur" ihr Trinkwasser verbessern, füllen wir den Krug mit Leitungswasser. Anschließend lassen wir das Wasser drei bis vier Stunden ruhen. Achten Sie bitte darauf, dass das Wasser nicht neben starken elektromagnetischen Feldern steht oder starker Mikrowellenstrahlung ausgesetzt ist.

Zur Herstellung von Steinwasser benutzen wir ein sauberes Wasserglas oder einen Glaskrug (bitte kein Bleikristall verwenden), legen die vorher unter fließendem Wasser gereinigten Steine hinein und füllen das Glas mit Mineralwasser (ohne

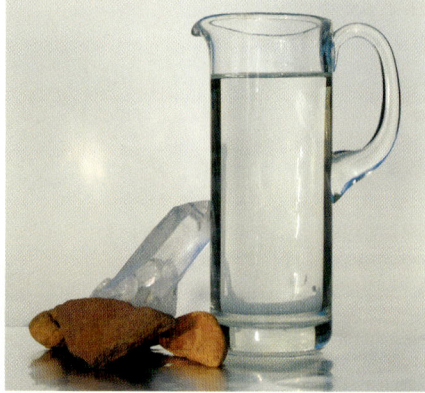

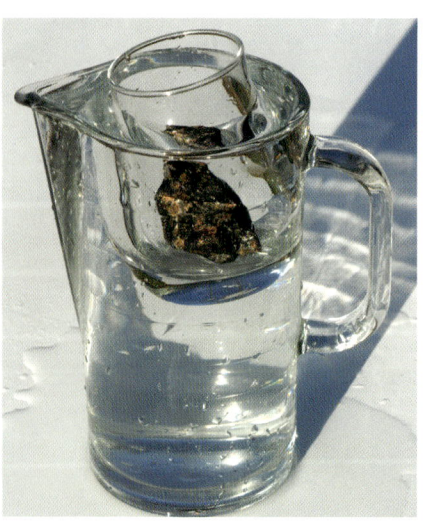

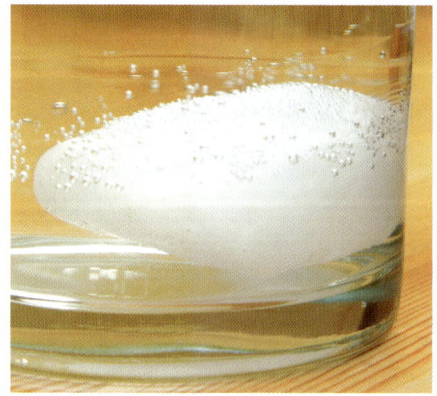

Um von Steinen, die sich im Wasser auflösen oder Mineralien ans Wasser abgeben, ein Steinwasser herstellen zu können, wird die Methode des Energetisierens mittels Einstrahlen angewendet. Dabei kommt der Stein nicht direkt mit dem Wasser in Berührung, sondern die Schwingung des Steins wird entweder über einen Bergkristall übertragen oder Sie legen den Stein in einen Glasbehälter, der im Wasserkrug schwimmt.

Das Wasser sollte täglich frisch angesetzt werden. Nicht verbrauchtes Wasser können Sie zum Blumen gießen verwenden, Ihre Blumen werden es dankbar annehmen. Der Wasserstein wird jeweils unter fließendem Wasser mit einer Bürste gereinigt. Um einer Verkeimung und Algenbildung vorzubeugen lassen Sie den Stein mindestens einmal in der Woche trocknen und legen ihn zum Aufladen einige Stunden in die Sonne oder Sie verwenden abwechselnd zwei Steine, so dass einer jeweils trocknen kann.

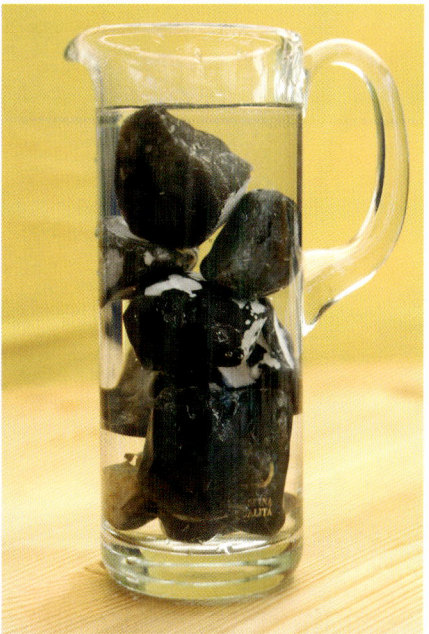

Bild oben: **Viel hilft viel? Weniger ist mehr!**

gen zu wirken, können Sie zwischen diesen drei Steinen wechseln. Wählen Sie jeweils den Stein, dessen Wasser Ihnen am besten schmeckt.

Welche Steine können als Wassersteine für Trinkwasser oder Heilwasser eingesetzt werden?

Zur Verbesserung von Trinkwasser eignen sich weißer Quarz, schwarzer und weißer Flint. Diese Steine wirken sanft und harmonisierend, sie können über einen längeren Zeitraum angewendet werden. Um dem Gewöhnungsaspekt entge-

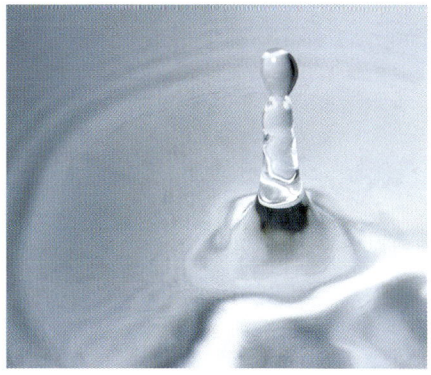

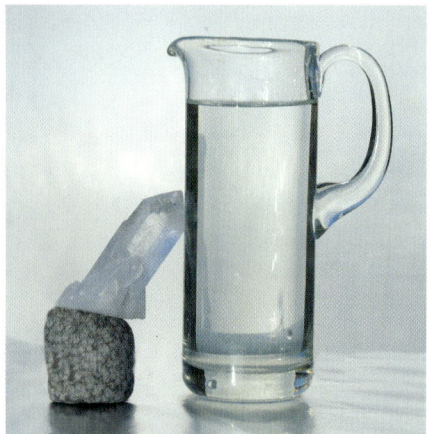

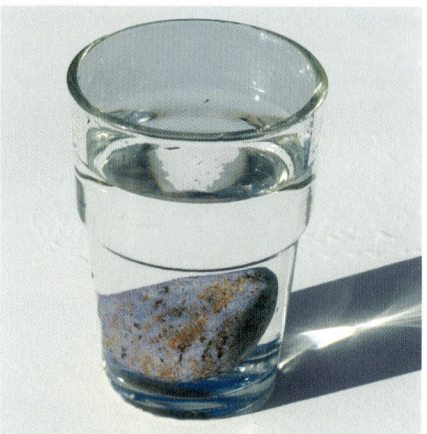

Heilwasser aus Kinne-Diabas nach der Einstrahlmethode

Steinwasser aus Granit mit blauen Quarzen

Zur **Entgiftung und Entsäuerung** kann nach der Einstrahlmethode Diabas-Wasser hergestellt werden. Nach unseren Erfahrungen reicht es, wenn Sie zunächst eine Menge von bis zu 0,5 Liter pro Tag für etwa eine Woche trinken.

Wie bei jeder Schlackstoff- oder Giftausleitung ist darauf zu achten, dass nicht zu schnell entgiftet wird. Schließlich braucht der Körper seine Zeit, um die gelösten Stoffe auszuschwemmen. Um das zu unterstützen ist es empfehlenswert, mindestens 1½ Liter eines mineralarmen Wassers pro Tag zusätzlich zum oben angegebenen zu trinken.

Zum **Gurgeln sowie für Mund- und Nasenspülungen** wirken neben weißem Quarz und schwarzem Flint besonders blaue Quarze gegen Beschwerden im Mund-, Nasen-, Rachen- und Bronchienbereich sowie Korallenkalk bei Nasennebenhöhlenentzündungen.

Bei all diesen Beschwerden kann Steinwasser auch in Verbindung mit ätherischen Ölen und/oder Salz angewendet werden. Zum Gurgeln können z. B. dem Steinwasser aus blauem Quarz oder schwarzem Flint zwei bis drei Tropfen Eukalyptusöl zugegeben werden.

Für Nasenspülungen empfehlen wir ein Steinwasser aus Korallenkalk (hergestellt nach der Einstrahlmethode) oder aus blauem Quarz. Diesem sollten ein bis zwei Teelöffel Meer- oder Steinsalz und evtl. zwei Tropfen Lavendelöl zugesetzt werden.

Steine, die zum Ansetzen von Steinwasser direkt ins Wasser gelegt werden

Trinken, Mund- und Nasenspülungen, Umschläge, Badewasser

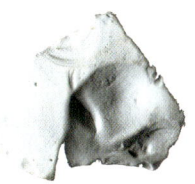

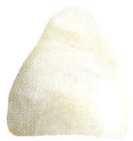

Weißer Quarz oder Quarzit

regt u.a. den Stoffwechsel an, stärkt die Lunge und verbessert die Verdauung.

Innere und äußere Anwendung
(zur Trinkwasserverbesserung mit längerer Anwendungsdauer geeignet)
Trinken, Mund- und Nasenspülungen, Umschläge, Badewasser

Weißer Flint (Milchopal)

wirkt stimmungsaufhellend, hilft bei Magenbeschwerden, verbessert die Verdauung und aktiviert den Stoffwechsel.

Innere und äußere Anwendung
(zur Trinkwasserverbesserung mit längerer Anwendungsdauer geeignet)
Trinken, Umschläge, Badewasser

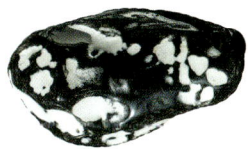

Schwarzer/schwarz-weißer Flint

verlangsamt den Alterungsprozess der Haut, stärkt Haare, Haut und Nägel und verbessert die Atmung.

Innere und äußere Anwendung
(zur Trinkwasserverbesserung mit längerer Anwendungsdauer geeignet)

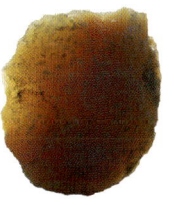

Bernsteinfarbener Flint

beruhigt das Herz, stärkt Haare, Haut und Nägel, verbessert die Atmung

Innere und äußere Anwendung
Trinken, Umschläge, Badewasser

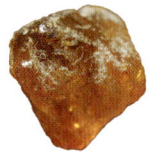

Bernstein

unterstützt das Basen-Säure-Gleich-gewicht und wirkt gegen Magen-, Darm-, Leber-, Gallen-, Nieren- und Milzleiden sowie bei allen Hautpro-blemen, die durch eine Fehlfunktion dieser Organe entstehen.

Innere und äußere Anwendung
Trinken, Umschläge, Waschungen, Badewasser

Steine, die zum Ansetzen von Steinwasser entweder direkt ins Wasser gelegt werden können oder mit einem Bergkristall (bzw. nach der Glas-im-Glas-Methode) ins Wasser ein-gestrahlt werden

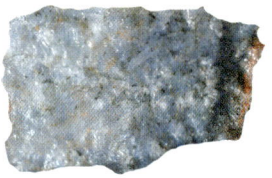

Blauer Quarz

entfaltet seine stärkste Wirkung im Bereich der Atemwege und stärkt das Immunsystem.

Innere und äußere Anwendung
Trinken, Mund- und Nasenspülun-gen, Halswickel, Umschläge, Bade-wasser

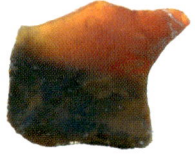

Roter Flint

wirkt stark aktivierend, stärkt den Kreislauf, fördert die Durchblutung und verbessert die Atmung.
Bei Bluthochdruck und entzündli-chen Prozessen sollte besser der schwarze Flint verwendet werden.

Innere und äußere Anwendung
Trinken, Umschläge, Waschungen, Badewasser

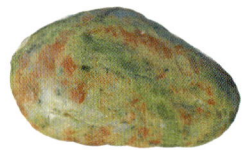

Epidot / Unakit

stärkt die Immunität und fördert die Erholung nach Erschöpfungszu-ständen
Innere und äußere Anwendung
Trinken, Umschläge, Badewasser

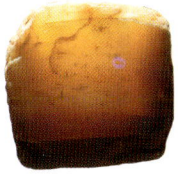

Faserkalk

hilft bei Spannungskopfschmerzen und Nackenverspannungen. Er stärkt das Immunsystem und regt den Kreislauf an (Vorsicht bei hohem Blutdruck).

Äußere Anwendung
Umschläge, Waschungen, Badewasser

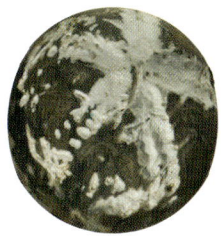

Versteinerter Seeigel

kann bei fast allen psychosomatischen Schmerzen Linderung bewirken. (Vorsicht, eine Erstverschlimmerung ist möglich).

Äußere Anwendung
Wickel, Auflagen, Badewasser

Steine, die zum Ansetzen von Steinwasser mit einem Bergkristall oder nach der „Glas-im-Glas-Methode" ins Wasser eingestrahlt werden.

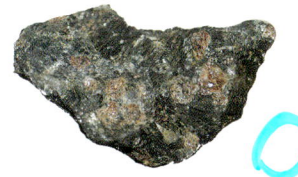

Granat-Metamorphit

fördert den Stoffwechsel, stärkt das Herz- und Sakralchakra und vermittelt Lebensenergie, Zuversicht und Geborgenheit.

Innere und äußere Anwendung
Trinken, Umschläge, Waschungen, Badewasser

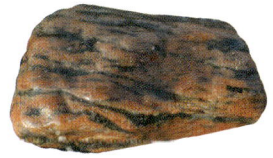

Gneis

fördert den Stoffwechsel, stärkt das Herz und verbessert die Immunität. Augengneis kann bei rheumatischen Beschwerden als Auflage oder Wickel Linderung verschaffen.

Äußere Anwendung
Auflagen Wickel, Waschungen, Badewasser

121

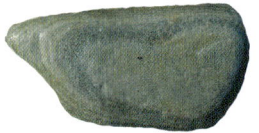

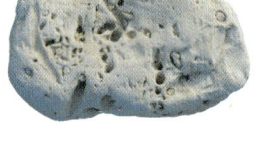

Grüner Sandstein

wirkt von allen Sandsteinen am stärksten entgiftend. Er unterstützt das gesamte lymphatische System, Nieren und Darm.

Äußere Anwendung
Waschungen, Auflagen, Badewasser

Korallenkalk

stärkt Knochen, Nägel und Zähne, verbessert die Atmung und kann als Spülung bei Beschwerden der Nebenhöhlen und Bronchien hilfreich sein.

Innere und äußere Anwendung
Mund- und Nasenspülungen, Wickel, Waschungen, Badewasser

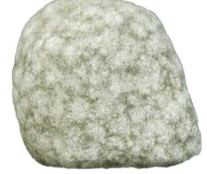

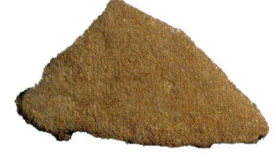

Kinne-Diabas

wirkt stark entgiftend. Das Steinwasser sollte zur inneren Anwendung dosiert getrunken werden (siehe Seite 118).

Innere und äußere Anwendung
Trinken, Waschungen, Badewasser

Limonit

fördert die Blutbildung, stärkt das Immunsystem, wirkt Eisenmangel entgegen und verbessert die Atmung und den Lymphfluss.

Innere und äußere Anwendung
Trinken, Waschungen, Badewasser

Steinwasser für die äußere Anwendung

Heilsteinwasser kann vielseitig verwendet werden. Neben der Verwendung als Trinkwasser und zum Gurgeln kann es für Spülungen, Umschläge, Kompressen, Waschungen, Güsse oder als Badewasser zur Entspannung, Immunsteigerung, Pflege der Haut sowie zur Linderung zahlreicher Beschwerden eingesetzt werden.

Voll-/Teilbad

Für die äußere Anwendung legen Sie die Heilsteine (für Badewasser eine Hand voll Steine oder zwei etwa faustgroße Steine) für mindestens acht Stunden (oder über Nacht) in eine Glas- oder Keramikschale. Für Haut- und Gesichtswaschungen nutzen Sie das Wasser unverdünnt und lassen die Haut möglichst an der Luft trocknen. Zum Baden gießen Sie das Steinwasser in die Wanne und lassen anschließend das Badewasser über die Steine in die Wanne fließen. Zusätzlich können Sie ätherische Öle oder milde, möglichst unparfümierte Badezusätze verwenden.

Ein kaltes Voll- oder Teilbad sollte die Dauer von fünf Minuten nicht überschreiten, für ein warmes reichen zwanzig Minuten.

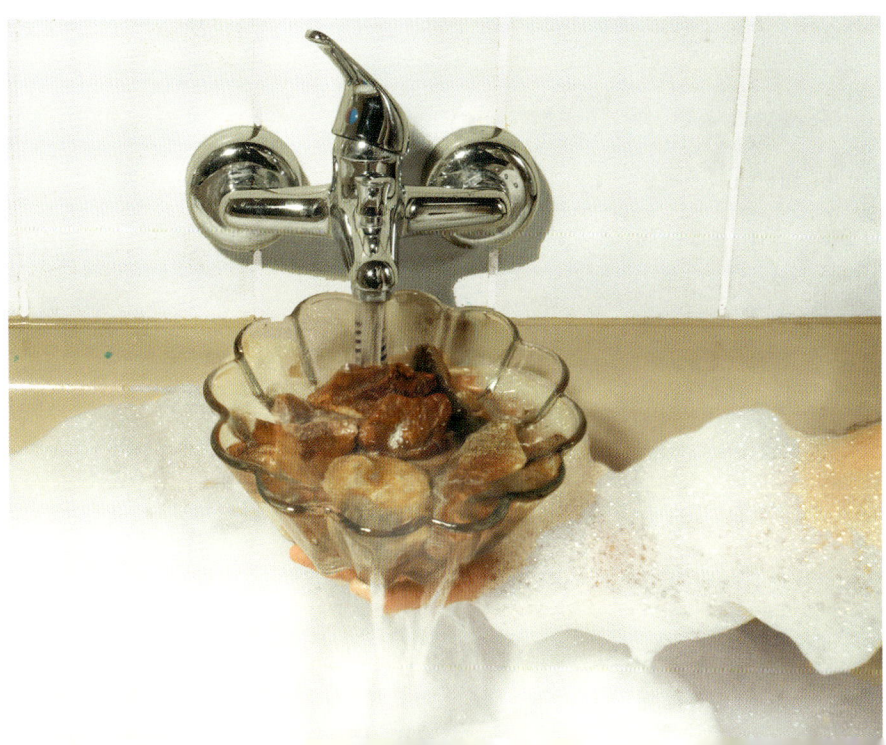

Badewasser – entspannend oder aktivierend

Schutz für die Haut, Stärkung für Haare und Nägel – schwarzer Flint

harmonisierend, feuchtigkeitsspendend, stärkt die Schutzfunktion der Haut – weißer Flint (Milchopal)

reinigend, schützt und stärkt die Haut – bernsteinfarbener und weißer Flint, blauer Quarz

aufheiternd, gelblicher Quarz bzw. Quarzit und bernsteinfarbener Flint

stressmindernd – grauer Quarz/Quarzit, schwarzer Flint

vitalisierend – Unakit/Epidot

aktivierend – roter Granit

entspannend, Bad für die Sinne – Granat-Metamorphit, gebänderter Flint, Bernstein

entschlackend, entgiftend – Kreide, Kinne-Diabas

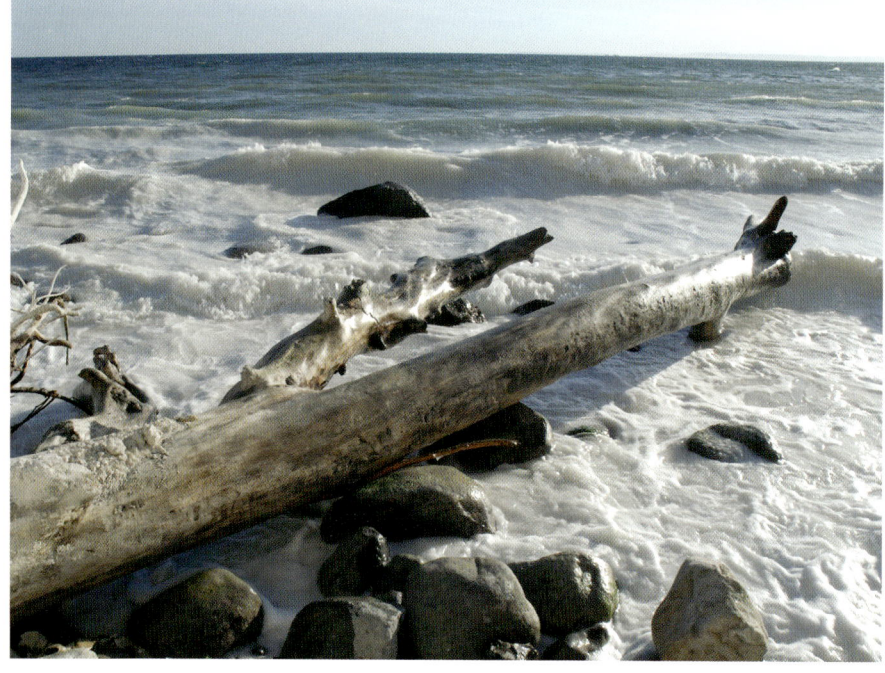

Wickel, Auflagen und Güsse

Für Wickel oder Auflagen hat sich Steinwasser aus Flint, Quarz, Epidot oder Faserkalk bewährt. Warme Auflagen und Wickel sollten mit einem Wolltuch abgedeckt und möglichst mit einer Wärmflasche oder einem Körnerkissen warm gehalten werden. Sie können je nach Anwendung bis zu 45 Minuten auf der Haut bleiben.

Kalte Wickel oder Auflagen sollten nur wenige Grad kälter als die Körpertemperatur sein und nicht länger als ein bis fünf Minuten auf der Haut verbleiben. Bei kalten Händen oder Füßen sollte man auf kalte Wickel ganz verzichten.

Kalte und warme Wassergüsse zur Stärkung des Immunsystems werden in unterschiedlichen Heilbehandlungen eingesetzt. Die Wirksamkeit dieser Anwendungsmethode lässt sich durch Steinwasser noch steigern. Die Auswahl des Steines richtet sich wie bei der Bereitung von Badewasser nach der gewünschten Wirkung.

Die Anwendung kalten Wassers unterstützt die Linderung von Schmerzen bei Entzündungen, lässt Ödeme abschwellen, zieht Gefäße zusammen (z. B. nach stumpfen Verletzungen), regt den Kreislauf an, vermindert anfangs den Stoffwechsel und regt ihn anschließend an, wirkt psychisch belebend, anregend, aufmunternd.

Hierzu passen aktivierende, vitalisierende und aufheiternde Steine.

Warmes Wasser erweitert die Gefäße, verstärkt die Durchblutung, entspannt die Muskulatur, und wirkt auf psychischer Ebene ermüdend, beruhigend, entspannend.

Hierzu passen entspannende, stressmindernde und harmonisierende Steine.

Wichtig: Nach der Anwendung die Ruhepause nicht vergessen!

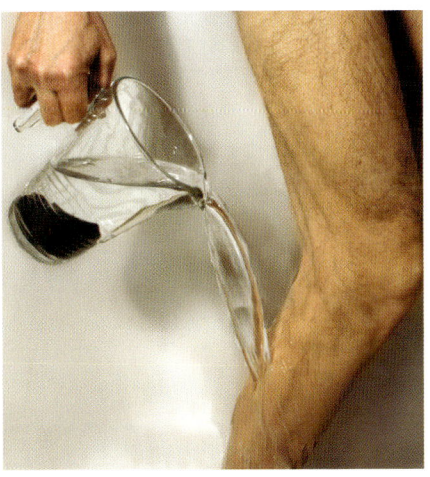

Steinöl für Wellness und Gesundheit

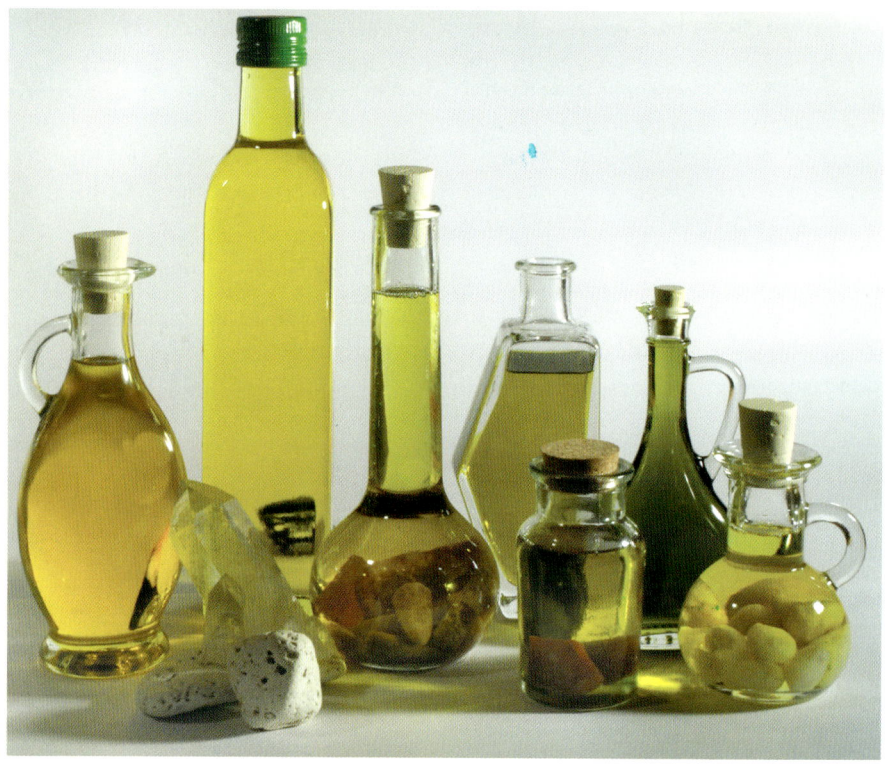

Unsere Haut ist mit fast zwei Quadratmetern unser größtes Sinnesorgan. Durch sie findet auf fein- und grobstofflicher Ebene ein ständiger Austausch zwischen unserem Körper und der uns umgebenden Umwelt statt. Ebenso wie das Wasser wird auch Öl für Heilanwendungen, die Pflege und Reinigung der Haut seit Jahrhunderten verwendet. Über die Anwendung von Sesamöl in Verbindung mit Heilsteinen berichten bereits ayurvedische Schriften aus dem alten Indien. Auch die antiken Griechen und Römer verwendeten bereits vor 2000 Jahren Olivenöl zu Heilzwecken.

Heute wird eine Vielzahl von Ölen angeboten, die als Massage- und Hautöle über einen umfangreichen Wirkungsbereich verfügen. Achten Sie bei den für die Herstellung von

Heilsteinöl vorgesehenen Ölen auf deren Qualität und Reinheit. Verwenden Sie nur schonend hergestellte Bio-Öle, die Sie im Reformhaus, Naturkosthandel oder im gut sortierten Supermarkt finden können. Raffinierte Öle sind zur Herstellung von Heilsteinöl unbrauchbar.

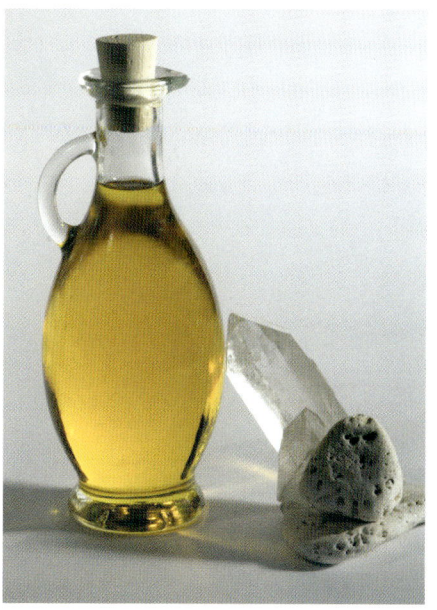

Durch die Übertragung der Heilsteinschwingungen werden die Öle in ihrer Wirkungsweise gezielt verstärkt. Sie können sie für Einreibungen oder als Massageöl bei den unterschiedlichsten Massagetechniken einsetzen. Nur bei der Hot-Stone-Massage mit heißen Basalten sollten Sie auf Steinöle verzichten. Die Basalte entfalten in Verbindung mit einem für die Massage ausgewählten Öl ihre optimale Wirkung. Eine weitere Schwingungsinformation im Öl würde nur irritieren.

Um ein Steinöl herzustellen, verfährt man wie bei der Herstellung von Steinwasser (siehe Seite 116). Nur benötigen Steinöle eine etwas längere Zeit zum „Reifen". Werden die Steine direkt ins Öl gelegt, sollten sie dort zwei bis drei Tage verbleiben. Bei der Einstrahlmethode mit Hilfe eines Bergkristalls dauert die Schwingungsübertragung vier bis fünf Tage. Quarze, Flinte, Bernsteine, Donnerkeile und versteinerte Seeigel können direkt in das ausgewählte Öl gelegt werden. Sand- und Kalksteine lassen sich vom Öl nur

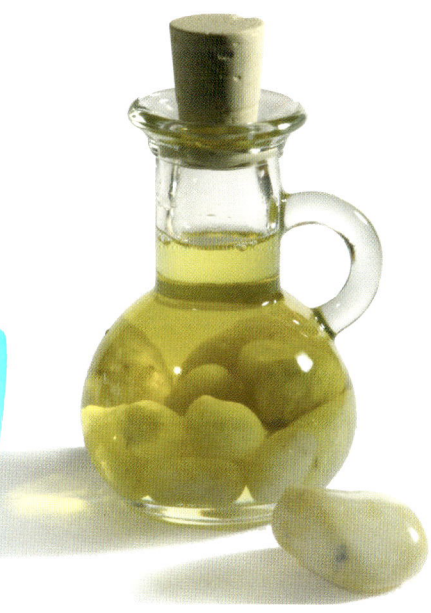

127

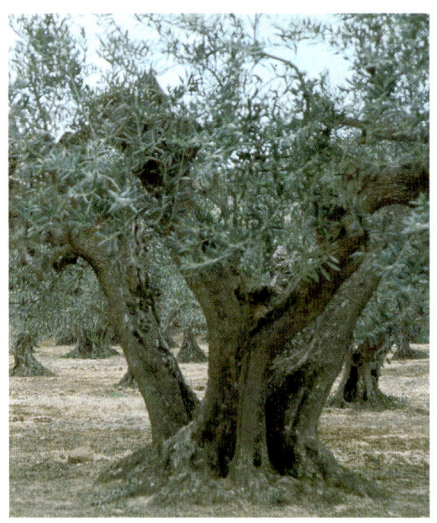

ein Olivenöl, angesetzt mit Bernstein oder schwarzem Flint, bewährt.

Rücken- und Bandscheibenbeschwerden lassen sich ebenso durch ein Steinöl – Olivenöl mit gebändertem Sandstein oder Korallenkalk – abmildern.

Herz-/Kreislaufbeschwerden können mit einem weiteren Steinöl (Olivenöl mit Streifengneis oder Unakit) gelindert werden.

Magen- und Darmbeschwerden lassen sich mit Steinöl – Olivenöl mit weißem Flint – abschwächen oder gar auflösen.

Alle beschriebenen Steinöle sind für Einreibungen und als Massageöle gleichgut geeignet.

schwer reinigen und sollten besser nach der Einstrahlmethode angesetzt werden.

Olivenöl

Olivenöl wird schon seit über 1000 Jahren wegen seiner schmerzlindernden und entzündungshemmenden Eigenschaften geschätzt. Als Massage- und Hautöl wird es bevorzugt bei trockener und schuppiger Haut eingesetzt. Es zieht nur langsam ein, pflegt und regeneriert die Haut. In der Naturheilkunde findet Olivenöl bei Rückenschmerzen, Bandscheibenbeschwerden, Herz-/Kreislaufproblemen sowie Magen- und Darmbeschwerden Verwendung.

Bei schuppiger und unreiner Haut hat sich

Mandelöl

Mandelöl eignet sich besonders für die trockene Haut, welche zu Rissen, Ekzemen und Schuppen neigt. Es wirkt als Haut- und Massageöl reizlindernd, pflegend, schützend und zieht nur langsam in die Haut ein. Auch für die Baby-

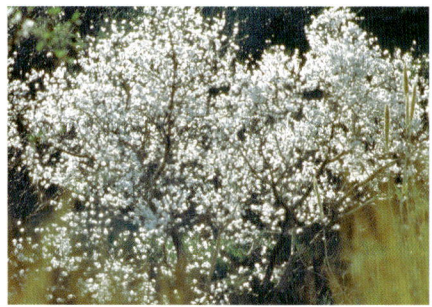

pflege wird Mandelöl wegen seiner guten Hautverträglichkeit empfohlen.

In dcr Naturheilkunde wird es bei Magen- und Darmbeschwerden eingesetzt.

Diese Wirkung lässt sich durch einen Heilstein noch verstärken. Dazu wird mit weißem Flint (Milchopal) ein Steinöl hergestellt, welches als Massageöl für eine sanfte Bauchmassage oder für Einreibungen verwendet werden kann.

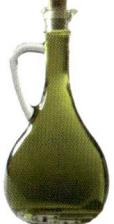

Avocadoöl

Avocadoöl wird im kosmetischen Bereich aufgrund seiner vorzüglichen Wirkstoffeigenschaften gerne eingesetzt. Es lässt sich auf der Haut gut verteilen und wird von dieser leicht aufgenommen. Avocadoöl eignet sich für jeden Hauttyp und kann auch auf der Kopfhaut und für die Haare verwendet werden. Es schützt die Haut vor dem Austrocknen und Sprödewerden. In der Naturheilkunde wird Avocadoöl zur Unterstützung der Wundheilung empfohlen. Als Steinöl in Verbindung

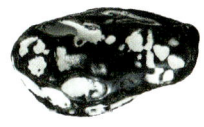

mit Bernstein wird die positive Wirkung des Avocadoöls auf die Haut noch erhöht. Für eine optimalere Versorgung von Kopfhaut und Haaren ist ein Steinöl (Avocadoöl mit schwarzem oder braunem Flint) zu empfehlen.

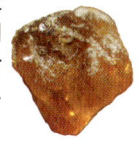

Rapsöl

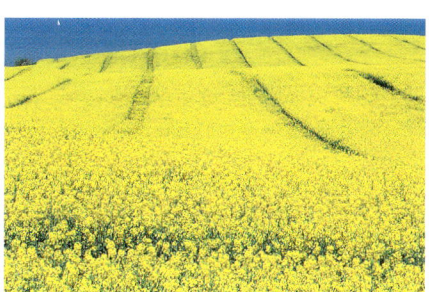

Rapsöl eignet sich durch seinen hohen Gehalt an Vitamin K gut für die Hautpflege und als Massageöl für die Aroma-Massage. Bei sehr empfindlicher Haut kann es jedoch gelegentlich zu Hautreizungen führen. In der Naturheilkunde wird Rapsöl bei Herz-/Kreislaufbeschwerden angewendet.

Ein Steinöl aus Rapsöl mit Unakit/Epidot oder Granatmetamorphit kann zum Einreiben bei Herzbeschwerden verwendet werden.

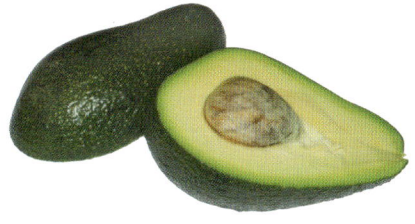

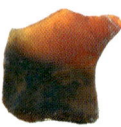

Um den Kreislauf zu aktivieren, kann man ein Steinöl mit rotem Flint herstellen und dieses als Massageöl verwenden.

Sonnenblumenöl

Sonnenblumenöl ist reich an Vitamin E und eignet sich besonders gut für fettige Haut. In der Naturheilkunde wird es bei Nierenbeschwerden, Gelenkerkrankungen und Durchblutungsstörungen angewendet.

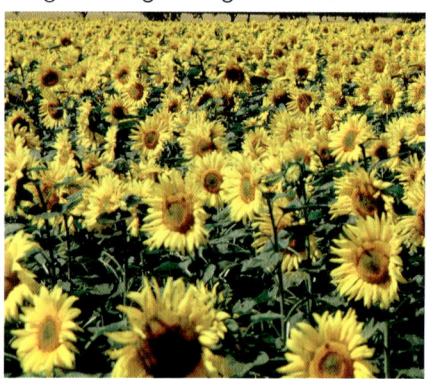

Bei Nierenbeschwerden kann ein Steinöl aus Sonnenblumenöl und Kinne-Diabas oder grünem Sandstein Linderung bewirken.
Gegen Gelenkschmerzen kann ein Steinöl aus Sonnenblumenöl mit versteinertem Seeigel, Donnerkeil oder Korallenkalk helfen.

Distelöl

Distelöl verleiht einer trockenen, fettarmen Haut

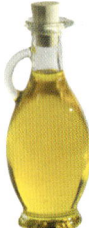

Geschmeidigkeit und Elastizität. Dieses Öl wirkt regulierend, entzündungshemmend und immunstärkend. In der Naturheilkunde wird es bei Herz-/Kreislaufbeschwerden eingesetzt.

Ein Steinöl aus Distelöl mit blauem Quarz oder Streifengneis stärkt das Immunsystem.

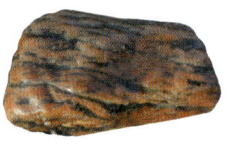

Sesamöl

Sesam gehört zu den ältesten Ölpflanzen. In der ayurvedischen Medizin findet Sesamöl als Massage- und Hautöl einen weiten

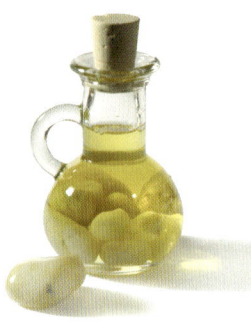

Anwendungsbereich. Es ist bei trockener und normaler Haut als Pflegeöl einsetzbar. In der Naturheilkunde wird es als Nerventonikum und zur Narbenmassage verwendet. Ein Steinöl aus Sesamöl mit Faserkalk verstärkt die Wirkung des Öls als Nerventonikum. Zur Narbenmassage kann Sesamöl mit weißem oder gelblichem Quarz zu einem hilfreichen und sehr wirksamen Steinöl veredelt werden.

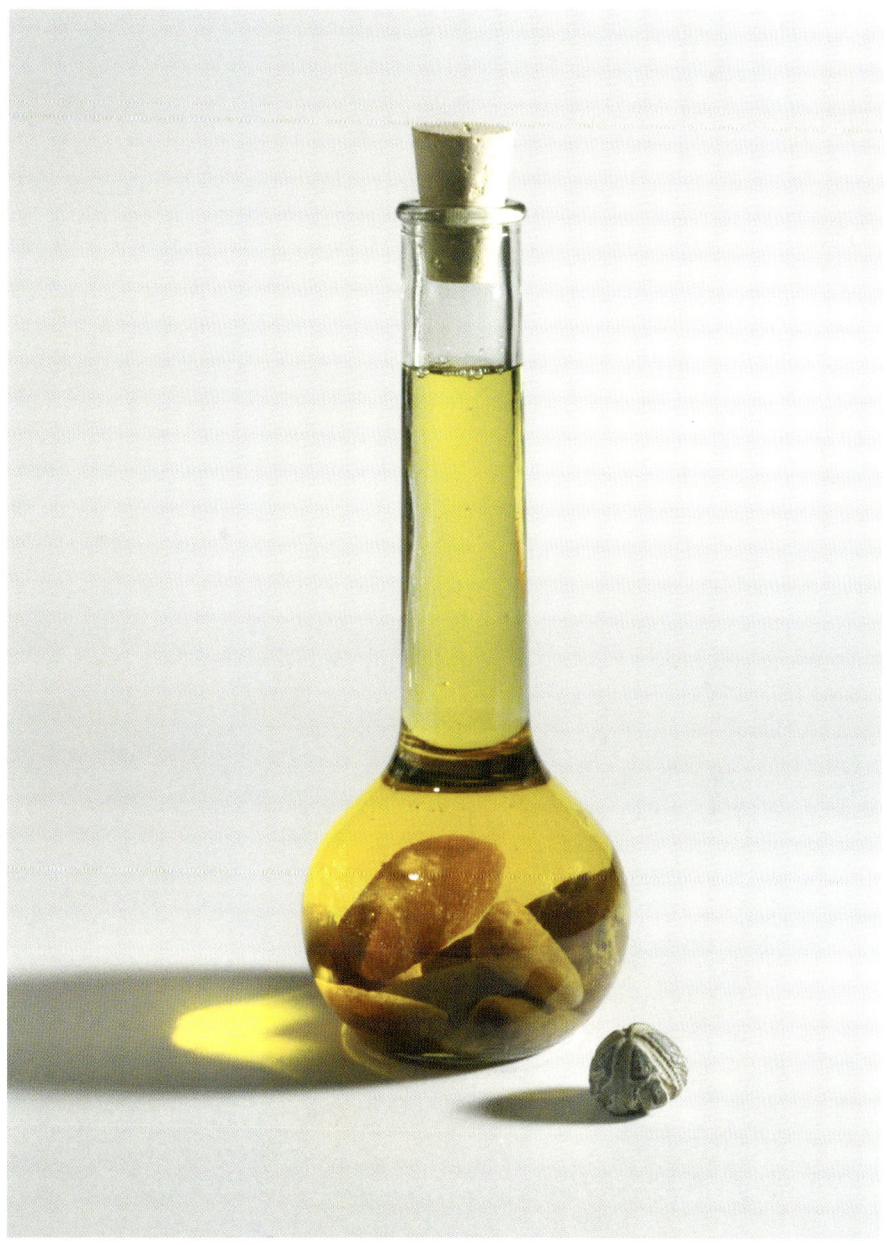

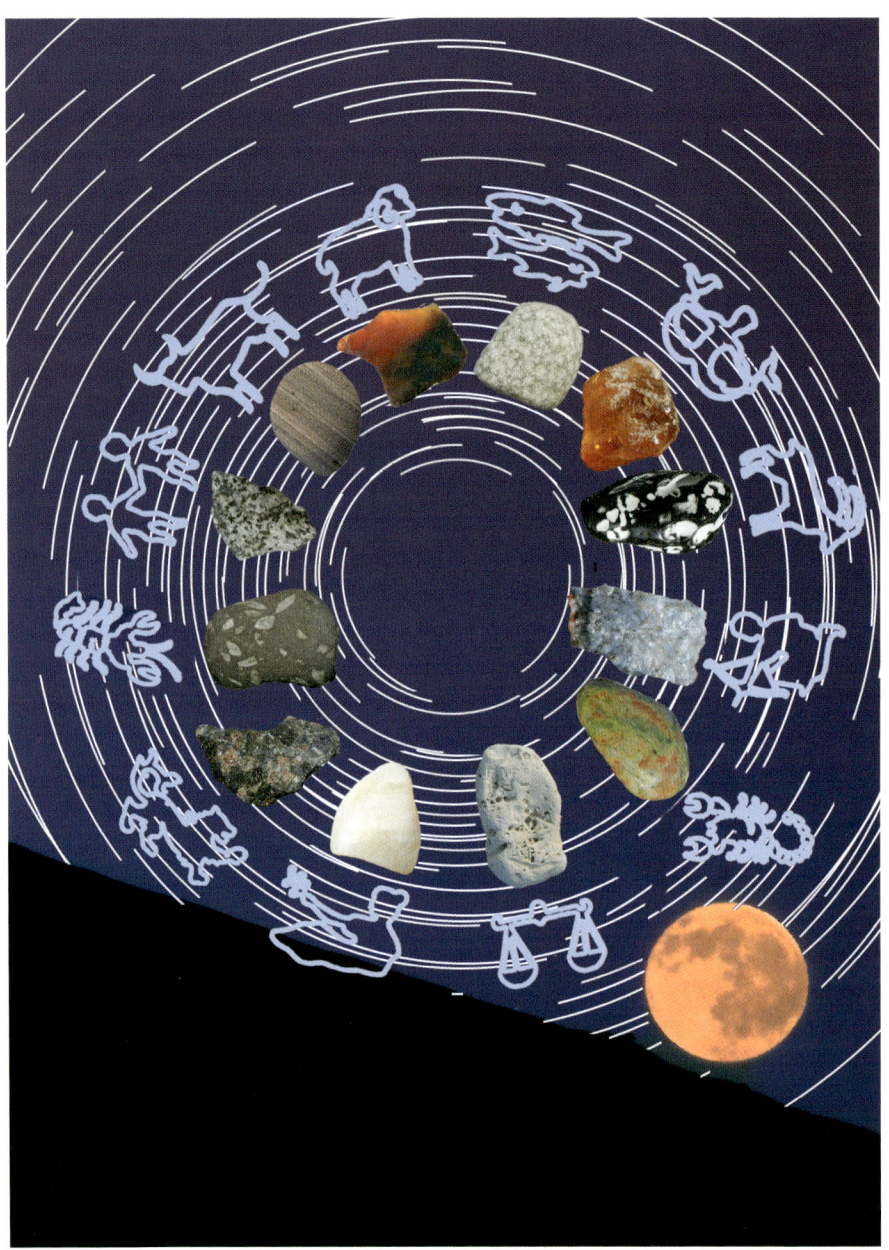

Welcher Stein passt zu Ihrem Sternzeichen?

Steine und Sternzeichen werden schon seit langer Zeit in Beziehung gebracht. Die Erkenntnisse resultieren aus mehr als zehntausend Jahre alten Erfahrungen der Naturheilkunde. Glückssteine, den Tierkreiszeichen zugeordnet, waren schon im Mittelalter sehr beliebt. Auch heute werden sie wieder zunehmend getragen, zur Verbesserung der Gesundheit, zum Schutz oder einfach nur des schönen Aussehens wegen.

Jedes Tierkreiszeichen zeigt die relativ typischen positiven und negativen Eigenschaften des menschlichen Verhaltens sowie die Entwicklungsmöglichkeiten der betreffenden Menschen auf. Sicher spielen hier viele Faktoren eine Rolle und man kann vieles aus sehr unterschiedlichen Blickwinkeln betrachten. Aber wir wollen an dieser Stelle ja kein Horoskop erstellen. Es gibt sicher zahlreiche Menschen, die ihr Leben entsprechend ihren Anlagen weitgehend optimal gestalten, aber auch solche, die weit übers Ziel hinaus schießen oder wiederum andere, die von den ihnen angeborenen Anlagen nur wenig verwirklichen.

Die von uns in diesem Kapitel empfohlenen Steine können die positiven Eigenschaften des betreffenden Tierkreiszeichens verstärken aber auch die nicht so günstigen Eigenschaften abschwächen und positiv verändern.

Den Tierkreiszeichen sind jeweils bestimmte Körperregionen zugeordnet, wie die nachfolgende Tabelle aufzeigt, die bei den unter diesem Zeichen Geborenen mehr oder weniger empfindlich reagieren können. Bevor sich körperliche Beschwerden manifestieren können und eine Erkrankung auftritt, ist es deshalb sinnvoll, gelegentlich einen Stein bei sich zu tragen (z. B. in der Hosentasche), der dem eigenen Tierkreiszeichen entspricht, damit er diesen Bereich stärkt.

Die Lebenszyklen eines Menschen, die individuell sehr unterschiedlich verlaufen, erfordern jedoch häufig ein anderes Vorgehen, deshalb sollten die nachfolgenden Empfehlungen nicht zu starr gehandhabt werden.

Vertrauen Sie bei der Auswahl Ihres Glücks- und Heilsteins stets dem eigenen Gefühl und Ihrer Intuition. Die nun folgende Aufstellung soll Ihnen als Anregung dienen, sie zeigt weitere zahlreiche Korrespondenzen auf, die dem verantwortungsbewussten Leser in vielerlei Hinsicht sehr hilfreich sein können

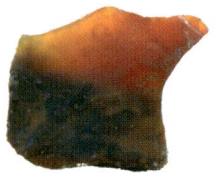

Widder 21.03 – 20.04.

Planet: Mars
Element: Feuer
Yin/Yang: Yang
Rune: Fehu
Farbe; rot
Aufgabe: Aufbruch, Energie umsetzen
Jahreszyklus: Erwachen der Natur im Frühling
Körperregion: Kopf
Steine: Roter Flint, roter Granit

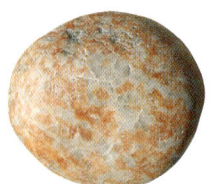

Stier 21.04. – 20.05.

Planet: Venus
Element: Erde
Yin/Yang: Yin
Rune: Urus
Farbe: grün, erdfarben
Aufgabe: Seine Kraft nutzen
Jahreszyklus: Frühling, Wurzeln bilden und gedeihen
Körperregion: Nacken, Hals
Steine: Roter und weißer Sandstein, Granit mit blauen Quarzen

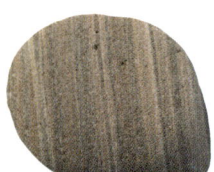

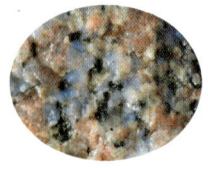

Zwillinge 21.05. – 20.06.

Planet: Merkur
Element: Luft
Yin/Yang: Yang
Rune: Kenaz
Farbe: gelb
Aufgabe: Kommunikation
Jahreszyklus: Spätes Frühjahr, Wachstum der Pflanze
Körperregion: Bronchien, Lunge, Schulter
Steine: schwarz-weißer und roter Granit

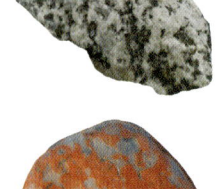

Krebs 21.06. – 22.07.

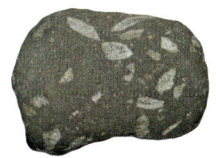

Planet: Mond
Element: Wasser
Yin/Yang: Ying
Rune: Algiz
Farbe: silber, hellgrün
Aufgabe: Gefühle annehmen
Jahreszyklus: Sommersonnenwende, Zeit der Blüte
Körperregion: Magen, Brust
Steine: Rohmbenporphyr, geschichteter
Quarzit mit Spuren von Lebewesen

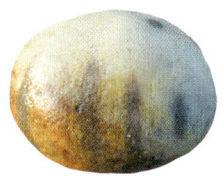

Löwe 23.07. – 22.08.

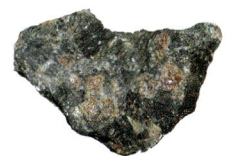

Planet: Sonne
Element: Feuer
Yin/Yang: Yang
Rune: Sowilo
Farbe: goldgelb, orange
Aufgabe: Die Schöpferkraft entfalten
Jahreszyklus: Sommer, die Früchte reifen
Körperregion: Herz, Rücken
Steine: Granat-Metamorphit, Streifengneis

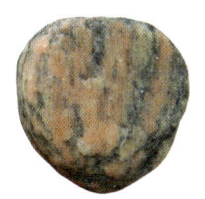

Jungfrau 23.08. – 22.09.

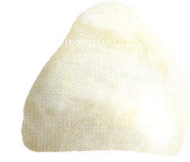

Planet: Merkur
Element: Erde
Yin/Yang: Yin
Rune: Isa
Farbe: grau, sandfarben
Aufgabe: Anpassen ohne sich aufzugeben
Jahreszyklus: Tag- und Nachtgleiche, Zeit der Ernte
Körperregion: Darm, Stoffwechsel
Steine: weißer Quarzit, Amphibolit

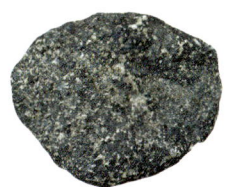

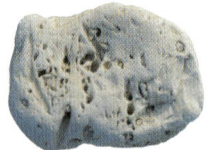

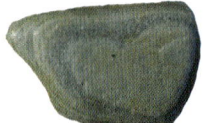

Waage 23.09. – 22. 10.

Planet: Venus
Element: Luft
Yin/Yang: Yang
Rune: Naudhiz
Farbe: hellblau, rosa
Aufgabe: Suche nach Ausgleich und Harmonie
Jahreszyklus: Herbst, Tag- und Nachtgleiche
Körperregion: Blase, Nieren
Steine: Korallenkalk, grüner Sandstein

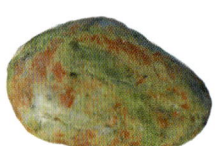

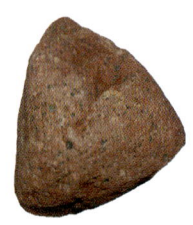

Skorpion 23.10. – 21.11.

Planet: Pluto
Element: WasserYin/Yang: Yin
Rune: Berkana
Farbe: dunkelrot, schwarz
Aufgabe: Umwandlung, Tod und Wiedergeburt
Jahreszyklus: Rückzug der Natur
Körperregion: Geschlechtsorgane
Steine: Unakit, roter Porphyr

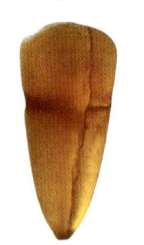

Schütze 22.11 – 21.12.

Planet: Jupiter
Element: Feuer
Yin/Yang: Yang
Rune:Tiwaz
Farbe: purpur, königsblau
Aufgabe: Suche nach dem Sinn des Lebens
Jahreszyklus: Die Natur fällt in den Winterschlaf
Körperregion: Hüften, Oberschenkel
Steine: blauer/violetter Quarz, Donnerkeil

Steinbock 22.12. – 19.01.

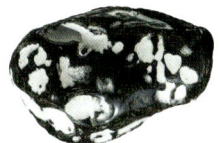

Planet: Saturn
Element: Erde
Yin/Yang: Yin
Rune: Algiz
Farbe: braun, schwarz
Aufgabe: Suche nach Stabilität und Vollkommenheit
Jahreszyklus: Nach der Sonnenwende, Winter
Körperregion: Knochen, Knie, Nägel, Haare
**Steine: bernsteinfarbener und schwarzer Flint.
Kreide-Kalk**

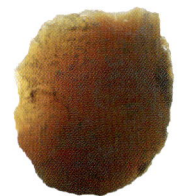

Wassermann 20.01. – 18.02.

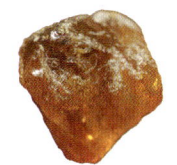

Planet: Uranus
Element: Luft
Yin/Yang: Yang
Rune: Laguz
Farbe: blau-violett
Aufgabe: Umbruch, Vorbereitung auf die Erneuerung
Jahreszyklus: In der Ruhe neue Kraft schöpfen
Körperregion: Waden, Fußgelenke
Steine: Bernstein, gebänderter Flint

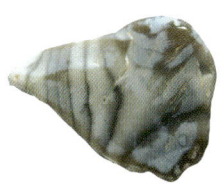

Fische 19. 02. – 20.03.

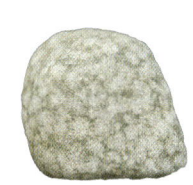

Planet: Neptun
Element: Wasser
Yin/Yang: Yin
Rune: Othala
Farbe: meergrün, pastelltöne
Aufgabe: Suche nach der Einheit
Jahreszyklus: Vorfrühling
Körperregion: Füße, Lymphsystem
Steine: Kinne-Diabas, Augengneis

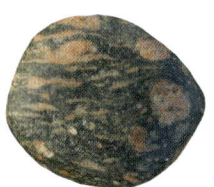

Therapeutischer Index

Abgrenzung – Blauer Quarz
Abwehrkräfte – Epidot, Flint – schwarz/schwarz-weiß/braun/rot, Lochsteine
Aggressionen – Emarp-/Påskallavik-Porphyr
Aktivität – roter und rotbrauner Flint
Allergien – Granit mit blauen Quarzen,
Allgemeinbefinden – Granat-Metamorphit
Alterungsprozess der Haut – Flint, Lochsteine
Ängste – Trikolore-Granit
Antistrahlenstein für TV, Computer, Handy – gebänderter Flint,
grauer Quarz/Quarzit
Arterienverkalkung – Flint - schwarz/schwarz-weiß/braun, Lochsteine
Arteriosklerose – Kreide-Kalk
Asthma – schwarz-weißer-Granit
Atemwegserkrankungen – Korallen-Kalk, Rhombenporphyr
Ausdruckskraft – blauer Quarz, Granit mit blauen Quarzen
Ausschlag – blauer Quarz, Bernstein

Bindegewebe, festigend – Flint – schwarz/schwarz-weiß/braun
Blasenentzündung – gebänderter Flint
Blasenfunktion, stärkend – roter Granit
Blutdruck, niedriger – Faserkalk, roter bis ziegelroter Porphyr
Blutdruck, hoher – gebänderter Flint
Bronchien – roter Kalkstein
Bronchitis – roter Kalkstein, Korallen-Kalk, schwarz-weißer Granit, hellroter Granit

Darm, stärkend – Quarzit, roter bis ziegelroter Granit
Depressionen – Trikolore-Granit, Basalt mit Olivin, weißer Flint (Opal)
Diabetes – Quarz, Quarzit
Drüsen, ausgleichend – Epidot
Dünndarm – Granat-Metamorphit
Durchblutung – Korallen-Kalk, Kreide-Kalk
Durchblutung, anregend – roter Flint

Eigenliebe – Epidot, weißer Flint (Opal), Granat-Metamorphit
Energiefluss, harmonischer – roter gebänderter Sandstein,
Entgiftung – grüner Sandstein, Flint, Lochsteine, Kinne-Diabas, Rhombporphyr,
roter Sandstein, Basalt mit Olivin, Faserkalk
Entsäuerung – Bernstein, Kinne-Diabas, Basalt
Entschlackung – Kinne-Diabas

Entzündungen – roter Kalk, weißer Quarz
Erdung – Augengneis, grüner Sandstein
Erkältung – blauer Quarz, Granit mit blauen Quarzen, Flint
Erkenntnis – Kinne-Diabas
Erschöpfungszustände – Epidot
Existenzangst – Basalt

Gallenbeschwerden – Emarp-/Påskallavik-Porphyr
Geborgenheit – Granat-Metamorphit
Geduld – Epidot
Gelenkschmerzen – Kreide-Kalk, roter gebänderter Sandstein, versteinerter Seeigel
Genitalbereich, entkrampfend – Epidot
Gicht – weißer Sandstein,

Haare – Flint – schwarz/schwarz-weiß/braun, Kreide-Kalk
Hals-/Nasen-/Ohrenbeschwerden – Donnerkeil
Halsentzündungen – blauer Quarz
Halsschmerzen – blauer Quarz
Haut, klärend – Bernstein, blauer Quarz, roter gebänderter Sandstein,
Hautalterung – Flint – schwarz/schwarz-weiß/braun
Hautkrankheiten – Bernstein
Hautprobleme – Bernstein, Flint – schwarz/schwarz-weiß/braun
Heiserkeit – Granit mit blauen Quarzen, blauer Quarz
Herz, ausgleichend – Streifengneis
Herz, beruhigend – Epidot, Granat-Metamorphit
Herz, stärkend – Flint – braun
Herzbeklemmung – Epidot
Herzbeschwerden – gebänderter Flint, Epidot
Hüftgelenkbeschwerden – Basalt, Korallen-Kalk
Husten – Korallen-Kalk, blauer Quarz, schwarz-weißer Granit, Rhombenporphyr

Immunität – Augengneis, roter Flint, Streifengneis
Immunsystem – Granit mit blauen Quarzen, Flint, Gneis
Insektenstiche – blauer Quarz, Basalt mit Olivin

Juckreiz – blauer Quarz, Granit mit blauen Quarzen

Kalte Hände und Füße – Granit mit kräftig roten Feldspäten
Kalziummangel – Kinne-Diabas
Klarheit – weißer/blauer Quarz/Quarzit, Granit mit blauen Quarzen
Knochen, stabilisierend – Faserkalk, roter Kalk, Korallen-Kalk
Knochenbrüche – Korallen-Kalk
Kommunikation – blauer Quarz, grüner Sandstein, Granit mit blauen Quarzen

Konzentration – Donnerkeil, roter Flint
Kopf, klarer – schwarz-weißer Granit, hellroter Granit, Quarz
Kopfschmerzen – Donnerkeil, roter und weißer gebänderter Sandstein,
schwarz-weißer Granit, Granit mit blauen Quarzen,
Kopfschmerzen bei niedrigem Blutdruck – Faserkalk, roter Flint
Kraft – roter Sandstein, roter Flint
Krampfadern – gebänderter Flint
krampflösend – Rhombenporphyr, schwarz-weißer Granit
Kreislauf – roter bis ziegelroter Porphyr

Lebensenergie – Granat-Metamorphit
Leber – roter bis ziegelroter Porphyr, Emarp-/Påskallavik-/Porphyr
Leberbeschwerden – Emarp-/Påskallavik-/Porphyr
Leistungsbereitschaft – Kreide-Kalk
Lungenfunktion, verbessernd – Quarz, Quarzit, Flint
Lunge, stärkend – Quarz, Quarzit, Flint

Magen-/Darmbeschwerden – gebänderter Flint, Rhombenporphyr
Magendruck – weißer Flint (Opal)
Magenfunktion, stärkend – Granit mit kräftig roten Feldspäten, Quarz, Quarzit
Magenkrämpfe – Basalt mit Olivin
Magenschleimhautbeschwerden – Rhombenporphyr, weißer Flint (Opal)
Magenschmerzen – versteinerter Seeigel, gebänderter Flint, Rhombenporphyr,
weißer Flint (Opal)
Meditation – schwarz-weißer Granit
Müdigkeit – Granit mit kräftig roten Feldspäten, roter Flint
Mut – roter und rotbrauner Flint

Nackenverspannung – roter und weißer gebänderter Sandstein,
Granit mit blauen Quarzen
Nägel, festigend – Flint – schwarz/schwarz-weiß/braun, Kreide-Kalk
Nasennebenhöhlenentzündungen – Korallen-Kalk, roter Kalk,
Granit mit kräftig roten Feldspäten
Nervenentzündungen – blauer Quarz, Faserkalk
Nervosität – Basalt, blauer Quarz
Nieren, stärkend – Korallen-Kalk, grüner Sandstein

Ohrenbeschwerden – Donnerkeil

Psychosomatische Beschwerden – Granat-Metamorphit, Basalt,
versteinerter Seeigel

Regelschmerzen – Epidot/Unakit
Rheuma– Augengneis, weißer Sandstein
Rückenbeschwerden – Basalt
Rückenverspannungen – Basalt, roter gebänderter Sandstein

Schlafstörungen – Korallen-Kalk, weißer Sandstein, Rhombenporphyr
Schleimhautentzündungen – roter Flint,
Schnupfen – Granit, blauer Quarz, Flint
Schuldgefühle – Basalt
Schulter-/ Nackenverspannung – Trikolore-Granit, roter Flint, schwarz-weißer
Granit, Granit mit blauen Quarzen
Schutz – Bernstein, Flint – schwarz/schwarz-weiß/braun, gebänderter Flint,
Lochsteine
Sehvermögen – Flint – schwarz/schwarz-weiß/braun, roter Flint
Selbstbewusstsein – roter Kalk
Selbstheilungskräfte – Epidot, Flint – schwarz/schwarz-weiß/braun/rot, Lochsteine
Selbstvertrauen – Korallen-Kalk
Sodbrennen – Påskallavik-Porphyr
Stoffwechsel, anregend – Amphibolit, Quarzit, Streifengneis,
Granat-Metamorphit
Stress – gebänderter Flint, Kinne-Diabas, Rhombenporphyr

Trauer – Trikolore-Granit, roter Porphyr

Unruhezustände – Kreide-Kalk
Urvertrauen – Donnerkeil

Verletzungen, emotionale – versteinerter Seeigel,
Verdauung, anregend – grüner Sandstein, roter gebänderter Sandstein,
weißer Flint (Opal), Lochsteine
Verspannungen – gebänderter Flint
Vertrauen – Rhombenporphyr

Wirbelsäulenbeschwerden – Kreide-Kalk
Wohlbefinden – Streifengneis
Wut – roter bis ziegelroter Porphyr

Zähne, festigend – Korallen-Kalk, Kreide-Kalk, roter Kalk
Zähneknirschen – Påskallavik-Porphyr
Zahnen – Bernstein
Zuversicht – roter Sandstein, versteinerter Seeigel, Granat-Metamorphit

Index der Heilsteine

Kalk
Korallen-Kalk – Knochenbrüche, Zähne (festigend), Durchblutung, Nieren (stärkend), Atemwegserkrankungen, Nasennebenhöhlenentzündungen, Husten, Bronchitis, Selbstvertrauen, Schlaf **58**
roter Kalk – Zähne (festigend), Knochen (stärkend), Entzündungen, Nasennebenhöhlen, Bronchien, Selbstbewusstsein **58**
Kreide-Kalk – Wirbelsäulenbeschwerden, Gelenkschmerzen, Durchblutung, Zähne (festigend), Haare (strukturverbessernd), Nägel (festigend), Arteriosklerose, Unruhezustände, Leistungsbereitschaft **62**
Limonit – Blutbildung, Erschöpfung **50**
Lochsteine/Hühnergötter – Abwehrkräfte, Entgiftung, Verdauungsprobleme, Arterienverkalkung, Alterungsprozess der Haut, Schutz **70**
Porphyr
Påskallavik-/Emarp-Porphyr – Gallenbeschwerden, Leberbeschwerden, Magenschmerzen, Sodbrennen, Zähneknirschen, Aggression **28**
Rhombenporphyr – Stress, krampflösend, Atemwegserkrankungen, Husten, Bronchitis, Herz (beruhigend), Magenschleimhautbeschwerden, Darmentzündungen, Vertrauen 28
Quarz/Quarzit – Lunge (stärkend), Magen (stärkend), Darm (stärkend), Bindehautreizungen, regt den Stoffwechsel an, Diabetes, Antistrahlenstein Handy/Computer/TV (grauer Quarzit), Klarheit **38**
roter bis ziegelroter Porphyr – Kreislauf, niedriger Blutdruck, Leber, Wut, Trauer **76**
Sandstein
Sandstein, grüner (glaukonischer) – Entgiftung, Nierentätigkeit (anregend), Verdauung (anregend), Erdung, Kommunikation **52**
Sandstein, rot (gebändert) – Nackenverspannung, Kopfschmerzen, Gelenkbeschwerden, Verdauung (anregend), Entgiftung, Haut (klärend), Energiefluss, Kraft, Zuversicht **52**
Sandstein, weiß (gebändert) – Kopfschmerzen, Nackenverspannungen, Rheuma, Gicht, Schlafstörungen **52**
Streifengneis – siehe unter Gneis **42**
Unakit – siehe unter Epidot **44**
Versteinerter Seeigel – psychosomatische Schmerzen, Magenschmerzen, Gelenkschmerzen, emotionale Verletzungen, Zuversicht **76**

Bücher und Seminare

Bücher

Steine

Per Smed und Ehlers – **Steine aus dem Norden**,
Gebrüder Bornträger Verlag
Marion Tuchel und Horst-Dieter Landeck – **Heilsteine vom Ostseestrand**,
Boyens Medien
Frank Rudolph – **Strandsteine**, Wachholtz Verlag
Michael Gienger – **Lexikon der Heilsteine**, Neue Erde Verlag
Lena Madsen – **Strandsteine aus Dänemark**, Geografforlaget Aps (DK)

Anwendung

Werner Kühni und Walter von Holst – **Gesund durch Heilsteine und Öle**,
AT Verlag
Monika Werner und Ruth von Braunschweig – **Praxis Aromatherapie**,
Haug
Dr. Franz Wagner – **Reflexzonen Massage**, Gräfe und Unzer Verlag
Dr. Franz Wagner – **Akupressur**, Gräfe und Unzer Verlag
Dagmar Fleck und Liane Jochum – **Hot Stones**, Neue Erde Verlag
Michael Gienger – **Edelstein-Massagen**, Neue Erde Verlag
Veronika Schnellbach – **Energiezonen-Massage**, Urania Verlag
Dr. Kolster, Dr. Waskowiak – **Handbuch Reflexzonen**, Verlag Weltbild

Seminare und Vorträge

Seminare und Vorträge über die Anwendung der Heilsteine sowie Seminare
zum Erlernen der Aroma-Energie-Massage mit warmen Basalten vom
Strand
Info: www.heilsteine-vom-strand.de
Anfragen unter E-Mail: landeck.buch@t-online.de

Haftungsausschluss
Die Angaben im Buch wurden sorgfältig recherchiert und zusammengestellt. Die
Autoren oder der Verlag können dennoch für die aufgeführten Inhalte keinerlei Haftung übernehmen.